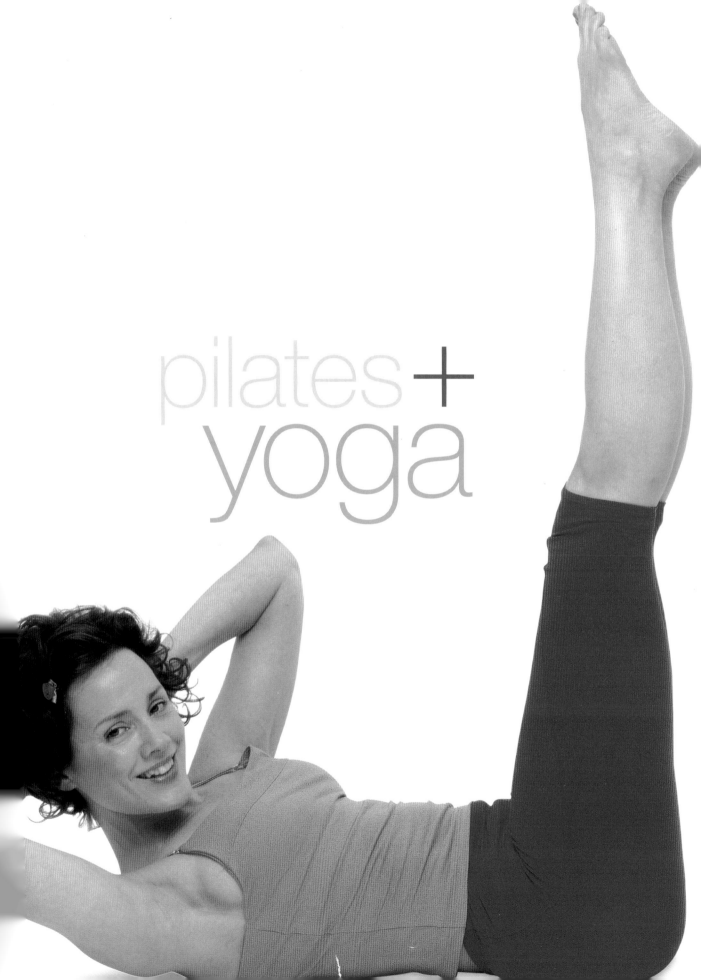

pilates+
yoga

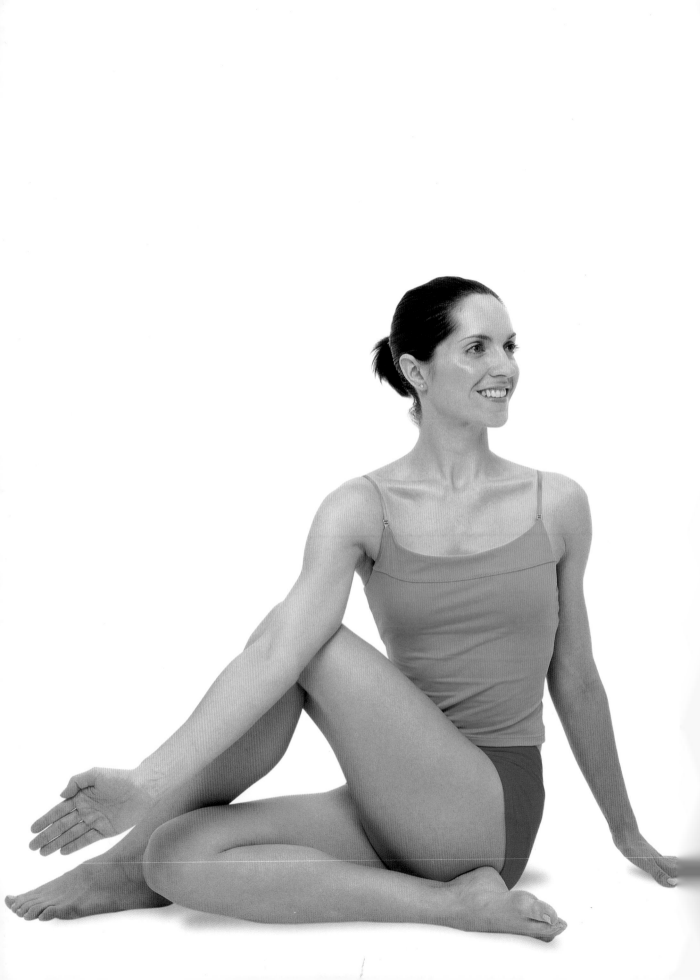

pilates + yoga

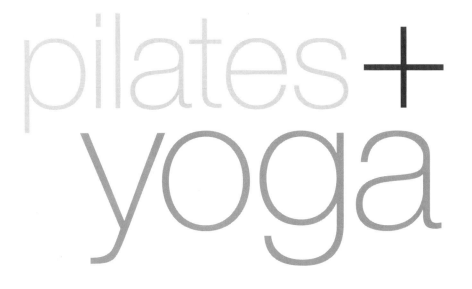

jill everett

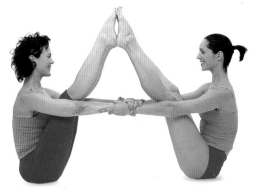

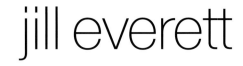

VERGARA
GRUPO ZETA **Z**

Barcelona • Bogotá • Buenos Aires • Caracas • Madrid
México D.F. • Montevideo • Quito • Santiago de Chile

Con amor, respeto y gratitud a mis profesores y alumnos.

Título original: *Pilates + Yoga*

Traducción: Rafael Santandreu

1.ª edición: marzo, 2005

Publicado por primera vez en 2004, por Carlton Book Ltd.
Ésta es una coedición de Ediciones B, S.A., y Ediciones B
Argentina, S.A., con Carlton Book Ltd.

© 2003, Breathe Enterprises Ltd., para los textos
© 2003, Carlton Books Limited, para el diseño y fotografías
© 2005, Ediciones B, S.A., en español para todo el mundo
Bailén, 84 - 08009 Barcelona (España)
www.edicionesb.com

Impreso y encuadernado en Dubai - Printed and bound in Dubai
ISBN: 84-666-1907-0

Es conveniente consultar a su médico antes
de comenzar cualquier programa de ejercicios. En especial en el
caso de tener un estado de salud delicado (incluyendo, pero no
limitado a, presión arterial anormal o una lesión de espalda),
haber sufrido cirugía recientemente o estar embarazada. Incluso
entonces, deben realizarse estos ejercicios sólo con la ayuda de
un profesor bien entrenado. Todas las instrucciones y
advertencias contenidas en este libro se deben leer de forma
cuidadosa. Este libro no pretende sustituir la labor de un
instructor personal o el consejo médico profesional. Las
contraindicaciones y/o advertencias enumeradas para
algunos ejercicios se indican a modo de guía.

Se ha hecho todo lo posible por confirmar que la
información que aparece en este libro sea correcta
y actualizada en el momento de su publicación.
El autor y el editor declinan toda responsabilidad
en caso de accidente, lesión, pérdida o daño
(incluida cualquier pérdida consiguiente)
como resultado de aplicar las ideas,
información, procedimientos
o consejos contenidos en
este libro.

sumario

prefacio por la doctora Jennifer Golay Bengston

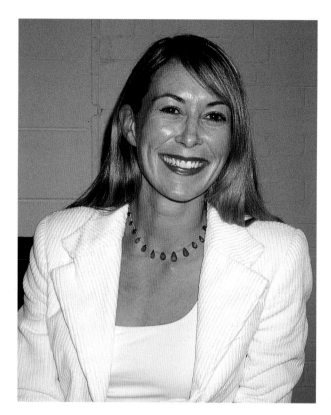

fuerza y la flexibilidad. Dos formas muy eficaces de conseguirlo son el yoga y el método Pilates. El programa combinado que les presentamos en este libro es un modo ejemplar para fortalecer la columna vertebral y combatir la debilidad y la inestabilidad, responsables de la mayor parte de los dolores y dolencias de origen músculo-esquelético. Trabajando en profundidad los músculos posturales, desarrollamos nuestro centro de energía, que es la base de la estabilidad, la fuerza y el equilibrio integral de nuestro cuerpo. Estos músculos nos sostendrán durante nuestras actividades cotidianas —cuando estamos de pie, sentados, o cuando caminamos— y evitarán que acabemos con la espalda encorvada, como suele suceder cuando se adoptan malas posturas o como consecuencia del agotamiento.

Hoy en día, pasamos la mayor parte de nuestro tiempo sentados, delante del escritorio, comiendo o yendo de casa al trabajo y del trabajo a casa. Solemos adoptar posturas que comprometen permanentemente nuestra salud. Estas actividades cotidianas contribuyen al debilitamiento de nuestro cuerpo.

Antes de apresurarse a efectuar los ejercicios, fíjese bien en los detalles de cada movimiento e intente entender de qué postura se trata. Visualice, es decir, vea en su mente lo que va a realizar. Manténgase unos minutos en la posición inicial y, antes de empezar, piense en el movimiento que va a llevar a cabo. Si adquiere el hábito de hacer estos ejercicios con la postura correcta, lo notará en su vida cotidiana. Todos los músculos del cuerpo tienen memoria y pronto le resultará fácil llegar erguido al final de la jornada y libre de los dolores y el cansancio. Aquellos de mis pacientes que habitualmente practican yoga o el método Pilates acostumbran a no perder las mejoras que han adquirido a lo largo del programa. Muchos me dicen que, tras seguir el programa de ejercicios durante un tiempo, les parece del todo anormal adoptar una postura decaída o sentarse con los hombros hacia delante.

Este libro presenta uno de los mejores programas que existen para la prevención del dolor y la obtención de un cuerpo fuerte y sano. ¡No sólo le ayudará a aliviar el dolor crónico, sino que también le proporcionará una sensación de bienestar general! Pero, por favor, antes de empezar a realizar estos ejercicios, consulte a un profesional de la salud o a un quiropráctico. Tenga en cuenta que este libro está pensado para gente que no sufre ninguna lesión grave; por otro lado, no es aconsejable que las mujeres embarazadas lo empleen sin supervisión médica.

Como quiropráctica de un concurrido centro de salud multidisciplinar, suelo tratar a pacientes que no pueden disfrutar completamente de sus vidas a causa de problemas musculares y de huesos (músculos, huesos y articulaciones). Muchas de esas personas se quejan de dolores en las piernas, la espalda, el cuello, los brazos, e incluso de dolores de cabeza que, en la mayoría de los casos, son consecuencia de alguna lesión reciente. El resultado es un problema de dolor crónico o el agravamiento de una lesión anterior. Lo normal es que, después de un tratamiento quiropráctico, los pacientes que han realizado los ejercicios y estiramientos recomendados se recuperen significativamente antes que quienes no lo han hecho. El paciente que se implica «activamente» en su propia rehabilitación manifiesta sentir menos dolor, acostumbra a gozar de una mayor capacidad de movimiento y de una mayor estabilidad, tiene más fortaleza y, lo que es más importante, vuelve a realizar actividades que le gustan y que mejoran su salud.

En mi opinión, el primer paso para gozar de una columna vertebral sana es hacer un tipo de ejercicio que incremente la

introducción por Jill Everett

Si este libro ha ido a parar a sus manos, probablemente está usted preparado para profundizar en su relación con la salud, el cuerpo, la mente y el alma. Dígame, ¿cree que está preparado para sentirse mejor física y mentalmente? Si la respuesta es afirmativa, entonces este libro es lo que necesita. En realidad, este manual está dirigido a todos los que quieran conectar mente, cuerpo y alma, alcanzar la paz interior, adquirir una mayor fuerza interna y externa y liberarse del dolor. Estas páginas son para todos los que deseen recuperar el control de su cuerpo, experimentar el increíble goce de la libertad de movimientos y la ligereza que sólo proporciona un cuerpo fuerte, sano y flexible. ¿No sería maravilloso sentir que podemos llevar a cabo cualquier tarea fácilmente y sin esfuerzo? ¿O incluso entusiasmarnos con la idea de hacer deporte, en lugar de evitarlo cobardemente? Algunos lectores se conformarán con liberarse del dolor durante unas pocas horas al día; otros buscarán la perfección física; ¡y algunos incluso querrán sentirse realizados! Cuántas motivaciones y cuán diferentes, pero lo que tienen en común es que, en mayor o menor medida, todas hallarán satisfacción a partir de algunas verdades de sentido común. Yo le garantizo que este método abrirá tanto su cuerpo como su corazón. Salud es igual a libertad: los que recuperan el equilibrio de su cuerpo, se abren a las maravillas de la vida.

En el primer capítulo, aprenderá los conceptos básicos de la historia, la filosofía, el corazón y el alma de este programa, fusión de dos disciplinas diferentes. También adquirirá información sobre su cuerpo, lo cual le permitirá entender mejor la base médica de este enfoque combinado. Tiene en sus manos un método preciso que se basa en una correcta respiración, una buena alineación corporal, fluidez de movimientos y control de los músculos abdominales. Con él, se trabaja relajadamente, aunque hay que concentrar la mente. Estos principios que acabo de mencionar son los que marcan la diferencia entre nuestro método y cualquier rutina de gimnasia corporal, y, sin ellos, no alcanzará los resultados que propugnamos. Si mantiene la concentración durante los primeros meses, los hábitos correctos de los que hablamos se convertirán en algo espontáneo. Poco a poco, empezará a sentirse más relajado durante las lecciones. Pero, para ello, va a necesitar continuidad y perseverancia. Este entrenamiento liberará su cuerpo. Una vez haya alcanzado la estabilidad mínima necesaria, podrá empezar a pensar en realizar movimientos que requieran mayor flexibilidad y fortaleza. Usted mismo comprobará que es capaz de llevarlos a cabo sin sentir tensiones ni sufrir lesiones. Habrá alcanzado un nivel avanzado cuando pueda realizar los ejercicios pausadamente, respirando tranquilamente y ¡con una sonrisa en los labios!

Escuche a su cuerpo. La regla de oro es «fortaleza antes que flexibilidad». Muchos estudiantes pretenden realizar ejercicios y posturas avanzados antes de estar debidamente preparados. Cuando eso sucede, los ejercicios no son más que movimientos gimnásticos sin intención que no respetan el cuerpo. Sea paciente. Tanto el método Pilates como el yoga prestan mucha atención al progreso gradual del individuo, a la correcta alineación del cuerpo para el fortalecimiento de los músculos, la estabilización y la mejora de las articulaciones. ¡Lo último que queremos es que el cuerpo salga perjudicado! Antes de empezar a hacer los ejercicios, lea con atención cada uno de los capítulos.

el espíritu del yoga y del método Pilates

Generalmente, se empieza a practicar yoga y Pilates con la intención de adquirir una postura mejor, ganar en flexibilidad, reducir las caderas o alisar el estómago. A veces la pretensión es mejorar una salud deteriorada o recuperar el control de una vida dominada por el estrés. En ocasiones, incluso buscamos más que eso, pero a menudo no sabemos exactamente de qué se trata. Cuando la gente me pregunta por qué decidí practicar Pilates o yoga, siempre respondo que lo hice para divertirme. La verdad es que es divertido estirar el cuerpo, retorcerlo y ponerlo en movimiento. Pero aún hay más: la práctica del yoga y de Pilates me permite ser yo misma, realizarme y conseguir estar en paz con el mundo.

Fortaleciendo nuestro cuerpo y aprendiendo a relajarnos y a calmar nuestro sistema nervioso, liberaremos nuestra mente y dispondremos de algún tiempo para la reflexión. Puede que haya muchas personas, con vidas ajetreadas y un precario equilibrio entre el trabajo y los hijos, a las que todo esto les parezca un lujo inalcanzable, pero se equivocan: se trata de una auténtica necesidad. Si no tenemos un cuerpo fuerte y una mente que nos permita concentrarnos, ¿cómo podemos siquiera plantearnos llevar a cabo nuestros planes y mantener nuestros valores en un mundo que parece oponerse cada vez más a la vida que queremos vivir? No en vano, el principal objetivo del yoga es la realización personal, y el del método Pilates, el equilibrio y el control: equilibrio entre el cuerpo y la mente, equilibrio en nuestras vidas, equilibrio en la respiración, y control de la mente y el cuerpo. Podríamos continuar y llenar páginas y más páginas definiendo lo que es el yoga y el método Pilates, pero ¡es mucho mejor que aprenda practicando!

Una visión general del yoga

¿Qué entendemos por yoga en nuestros días? Estiramientos, técnicas de respiración, meditación... La verdad es que esto es sólo una pequeña parte de lo que realmente es el yoga. El yoga es una forma de vida que se desarrolló hace miles de años, una completa educación del cuerpo, la mente y el espíritu. Se decía que era «el arte de vivir de una forma correcta». Sólo recientemente se le ha identificado con una serie de posturas físicas; en la antigüedad, las técnicas meditativas tenían mucha más prominencia.

A lo largo de los siglos, el yoga se ha ido desarrollando siguiendo cuatro vías diferentes. La primera, el karma yoga, es el camino del servicio desinteresado, y uno de sus seguidores fue la madre Teresa de Calcuta. El jnana yoga, en cambio, es un planteamiento más intelectual de la evolución espiritual y lo suelen practicar filósofos y sociólogos. El bhakti yoga es la vía de la devoción y la expresión artística, y lo practican todos aquellos que desean expresar su arte de una forma devocional. El raja yoga, por otro lado, se basa en un sistema de concentración y de control mental. Es más práctico y se manifiesta en la meditación que podemos aprender en las típicas clases de yoga. En este libro nos centraremos en el raja yoga, porque es la vía que nos enseña que, para llegar a sentirnos realizados, es preciso que antes consigamos tener un cuerpo sano, adoptar una postura erguida, regular la respiración, llevar una vida adecuada y dominar los sentidos.

El padre del yoga moderno es Tirumalai Krishnamacharya, un gran maestro del que se dice que revolucionó el yoga en el siglo XX. Nació en Mysore, en el sur de la India, en 1888, procedente de una familia descendiente de un famoso sabio del siglo IX. Krishnamacharya empezó a estudiar textos Vedas a la temprana edad de 12 años para acudir después a la universidad, donde aprendió sánscrito, lógica y gramática. Tras pasar muchos años estudiando a sus maestros, en 1924 Krishnamacharya abrió su propia escuela de yoga en Mysore. Sus enseñanzas de yoga eran excepcionales, porque tenían en cuenta a cada persona: adaptaba la práctica del yoga a las necesidades personales del estudiante, en vez de obligarlo a ajustarse a los requerimientos de la disciplina. Su manera de difundir su mensaje también era excepcional. Viajó por toda la India con un grupo de chicos que llevaban a cabo increíbles proezas gimnásticas inspiradas en las posturas yóguicas. Sabía que si captaba la atención de la gente, podría motivarles a estudiar su método y, así, darles a conocer el auténtico significado del yoga. Para Krishnamacharya, el yoga era más que una mera práctica física: era una vía para llegar a Dios. Fue también el primer maestro en enseñar a una mujer, Indra Devi, una extranjera que, más tarde, se convertiría en uno de los profesores más famosos de Occidente; de hecho, entre sus alumnos se encontraba, además de otras estrellas de Hollywood, Greta Garbo.

Krishnamacharya sabía que si el yoga no se adaptaba al mundo moderno, estaba condenado a desaparecer. Sus estudiantes son actualmente los profesores de yoga más importantes del mundo: BKS Iyengar, K Pattabni Jois, Indra Devi y su propio hijo, TKV Desikachar. Estos cuatro maestros han desarrollado cuatro métodos diferentes: Pattabni Jois es el padre del moderno ashtanga yoga; BKS Iyengar es el padre del iyengar yoga; Indra Devi enseña una adaptación del ashtanga yoga de Krishnamacharya; y TKV Desikachar es el padre del vini yoga.

El método de Joseph Pilates

Pilates es una técnica de ejercicio físico que pone en relación mente y cuerpo, y que además alimenta el espíritu. Lo creó Joseph Pilates, nacido en Alemania en 1880. Pilates padeció muchas enfermedades físicas durante la infancia, entre ellas asma y raquitismo, de modo que ejercitó infatigablemente su frágil cuerpo con la determinación de aportarle fortaleza y salud. De hecho, el padre de nuestro método llegó a practicar gimnasia, esquí, artes marciales, submarinismo, yoga, boxeo, acrobacias circenses y muchos otros métodos de entrenamiento físico. Cuanto tenía unos 14 años, Pilates había mejorado tanto su cuerpo que trabajaba como modelo de dibujo anatómico. A principios del siglo XX, cuando surgió la pasión por el deporte y la gimnasia, y se hicieron nuevos descubrimientos sobre cuerpo y mente, Pilates era ya un joven adulto. ¡Qué tiempos aquéllos, llenos de nuevas emociones! Se acababan de inventar los coches y el teléfono, la vida moderna adquiría un nuevo ritmo acelerado y el estrés había empezado a hacer su aparición en las vidas de los habitantes de las grandes ciudades. Hacia la década de 1920, la Universidad de Harvard estableció el llamado Harvard Fatigue Laboratory para investigar los efectos del ejercicio en el cuerpo. Por aquel entonces, Pilates ya era un experimentado investigador a la búsqueda de nuevas maneras de combatir la fatiga física y las tensiones que causaba la vida moderna.

En 1923 se trasladó a Nueva York para abrir su estudio, donde entrenaba a clientes de todo tipo: bailarines, escritores, actores e industriales. Participaba con frecuencia en los debates del momento sobre las dietas poco equilibradas, las deficiencias de un mobiliario mal diseñado y las erráticas tablas de ejercicios, que, según él, ayudaban a que la gente acabara teniendo los pies planos y la columna vertebral curva. El método Pilates se caracterizaba por el equilibrio. De hecho, se había inspirado en las filosofías orientales y occidentales y el resultado fue algo nuevo y excitante. Una de las cosas más importantes del método Pilates era que ligaba el bienestar físico y el mental. El método Pilates recibió también la influencia del yoga, cuya huella se observa en el uso de las técnicas de respiración y la concentración mental, así como en la importancia que el método atribuye a la flexibilidad. El amor de Pilates por la gimnasia aportó fisicalidad a su método, y le llevó a desarrollar un sistema que proporcionaba flexibilidad, fuerza, energía y una relajante sensación de concentración y bienestar. Equilibrando los movimientos de los músculos y las articulaciones, Pilates dio con un sistema de ejercicios casi perfecto que todavía hoy, un siglo más tarde, es uno de los pilares de la gimnasia estructural.

Joseph Pilates incluyó movimientos muy diferentes en su método, y algunos de ellos se realizan en el suelo sin ayuda de aparatos. Son los llamados ejercicios de suelo o colchoneta. Otros ejercicios requieren el uso de aparatos como poleas o muelles, y pueden combinarse con los ejercicios de suelo. El trabajo de suelo, que comprende 34 ejercicios, es el sistema original y suele llamarse «Pilates Clásico». Hay que tener en cuenta que cuando Pilates desarrolló su método había mucha gente con empleos que requerían una actividad física constante, había muchos trabajadores que se pasaban de pie la mayor parte del día y que se desplazaban de un sitio a otro caminando. En la sociedad actual, son pocas las personas que caminan más de 10 minutos al día o que permanecen de pie más de 10 o 20 minutos seguidos. El principiante de hoy, por tanto, puede encontrar el Pilates clásico algo difícil.

Las técnicas de enseñanza de Pilates

La mayor parte de la gente no tiene la resistencia suficiente para empezar con el programa Pilates Clásico, originalmente compuesto de 34 ejercicios de suelo. Por eso, en la actualidad, se han desarrollado otros métodos que dividen la secuencia de ejercicios original en series más sencillas, pero con los mismos objetivos que la original. Con ello se ha conseguido que personas con una salud delicada, lesiones o limitaciones físicas de todo tipo puedan también disfrutar de los beneficios de este método.

Como podrá comprobar el lector, en este libro he decidido emplear, además de los ejercicios de preparación, algunos ejercicios del programa clásico de Pilates. Todos ellos los combino con algunas posturas de yoga con la intención de crear una secuencia de ejercicios fluida y sorprendente que nos sirva de desafío, nos inspire, nos relaje y nos fortalezca. Hoy en día, se imparten cursos del método Pilates y, por supuesto, de yoga, en todo el mundo, pero casi siempre separadamente. Es muy posible que el lector encuentre en su localidad distintas variaciones del método Pilates y se pregunte cuáles son las diferencias entre ellas. En general, las clases del método Pilates consisten, o bien en clases de grupo dirigidas por un profesor, o bien en el empleo individual de máquinas. También es posible encontrar clases del método Pilates en las que se enseña el programa completo, pero lo más habitual, al menos en los niveles inicial e intermedio, es que en las clases se realicen tablas preparatorias más sencillas.

Técnicas de enseñanza de yoga

Existen muchos estilos de yoga diferentes que van del clásico hatha yoga, que en términos modernos significa yoga clásico de asanas (o posturas clásicas), al simple entrenamiento consistente en la realización de posturas aisladas. El estilo más complicado, el ashtanga yoga, es el más fluido. De hecho, en esta última disciplina, los estudiantes suelen conocer las posturas antes de entrar en la clase para evitar que se interrumpa el fluir de los movimientos. Si lo que se quiere es aprender ashtanga, lo mejor es acudir previamente a un taller introductorio. El iyengar, un estilo de yoga muy seguro y riguroso, es ideal para adquirir fortaleza y para aprender las posturas básicas.

Aunque BKS Iyengar empleaba las posturas clásicas de todos los métodos del yoga, fue él quien

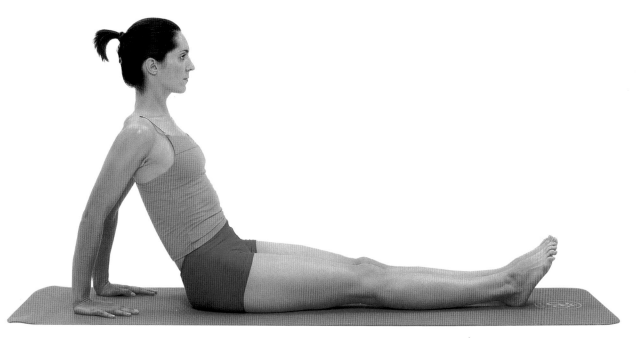

introdujo el uso de elementos adicionales —ladrillos de espuma, cinturones, cuerdas, mesas, sillas, almohadas y otros complementos— para ayudar a la gente a colocarse en ciertas posturas evitándoles el riesgo de lesionarse. De este modo el yoga se convirtió en una actividad mucho más accesible y, para aquellos que padecían lesiones, enfermedades y otras limitaciones físicas, incluso curativa. BKS Iyengar todavía enseña en su centro de Pune, en la India, junto con su hija Geeta y su hijo Prashant.

Indra Devi practica un tipo de yoga muy fluido y armónico, el ashtanga clásico, al que añade un elemento devocional: con cada postura se realiza una pequeña meditación. Este tipo de yoga insiste también en la importancia de la respiración. TKV Desikachar, hijo de Krishnamacharya, introdujo el método del vini yoga, que después enseñaron muchos de sus alumnos europeos.

El yoga vini de Desikachar pone el acento en la necesidad de adaptar la enseñanza del yoga al individuo e insiste en la importancia de ligar la respiración con las diferentes asanas o posturas del hathayoga. Desikachar sigue ejerciendo la enseñanza en el Krishnamacharya Centre de Misore, India.

El yoga Scaravelli es otro método excelente, muy indicado para los principiantes. Vanda Scaravelli, su creadora, enseñó yoga en la década de 1980. También pretendía que el yoga fuese una actividad suave que ayudase a conseguir y mantener una buena salud general y la columna vertebral flexible, a cualquier edad. Scaravelli estudió con Iyengar durante muchos años y falleció recientemente dejando muchos discípulos que extienden sus enseñanzas por toda Europa.

El sivananda yoga es una práctica que, basada en la vida sencilla y el pensamiento elevado, incorpora una serie de ejercicios, técnicas de respiración y de relajación, y una dieta vegetariana. El pensamiento positivo y la meditación son los elementos que completan el programa que ha de procurarnos una vida mejor. Los estudiantes de sivananda se desplazan a *ashrams* de todo el mundo para recibir clases de yoga.

El enfoque combinado

En mi opinión, mi programa combina lo mejor de todas las disciplinas. Se trata de un trabajo completo de cuerpo, mente y alma y le permite al principiante situarse en un nivel intermedio.

A lo largo de todos estos años dedicados a la docencia y gracias a las enseñanzas que he recibido de algunos increíbles maestros, he aprendido cuáles son los puntos más difíciles para el estudiante.

De hecho, mis alumnos son mis mejores profesores, ya que con ellos he puesto a prueba mis métodos. Por otro lado, mi propia forma física es fruto de muchas horas de entrenamiento intenso, así que entiendo muy bien lo que significan el dolor y las limitaciones.

Yo he tenido la suerte de tener profesores espectaculares. A todos ellos les estoy enormemente agradecida: me han inspirado, me han enseñado todo lo que sabían, me han ayudado a mejorar, y lo han hecho de una forma amena y divertida. Espero que se me haya contagiado alguna de sus capacidades y que, con este libro, pueda hacer lo mismo por ustedes.

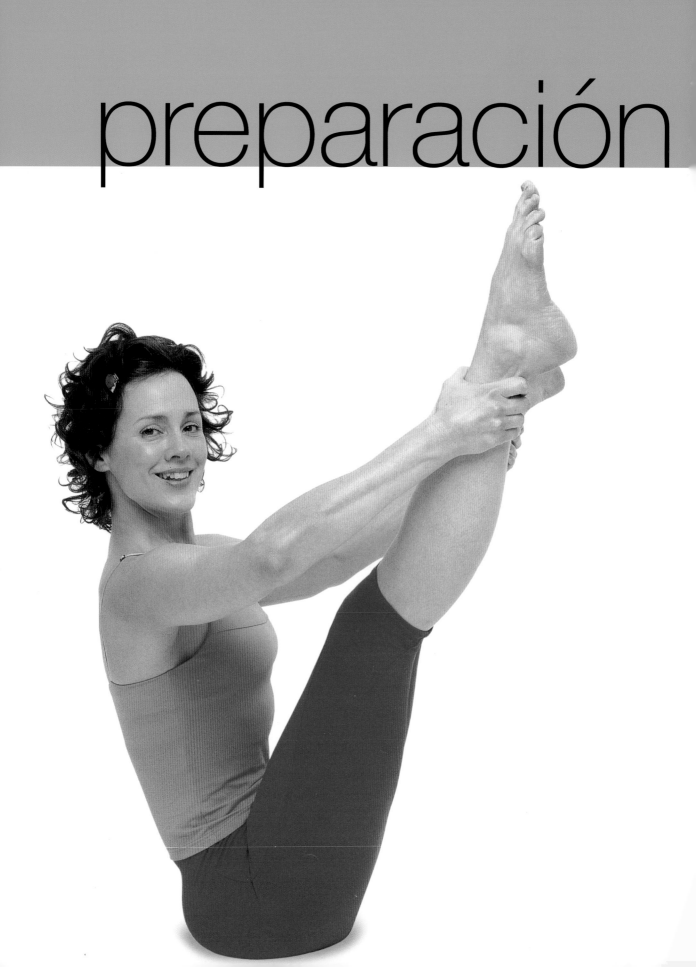

preparación

inicial

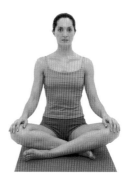

Antes de empezar con cualquier ejercicio, asegúrese de haber leído íntegramente este apartado. Es importante que entienda los principios aquí descritos. La fusión del método Pilates y el yoga da lugar a un sistema de movimientos particular. Es muy posible que el lector no esté familiarizado con las instrucciones que presentamos, aunque haya practicado yoga con anterioridad. Apréndase la terminología, practique el uso del suelo pélvico, encuentre la alineación postural correcta, conozca su columna e intente meditar y hacer uso de otras técnicas de respiración. Una vez pueda hacer gala de saber colocar la columna y la pelvis en posición neutral, practique el uso del suelo pélvico y la respiración lateral. Entonces, ya estará preparado para seguir con los programas de ejercicios.

cómo usar este libro

Por favor, empiece el libro desde el principio y lea todos los capítulos antes de disponerse a realizar los ejercicios. La combinación del método Pilates y el yoga que aquí presento es un método específico diferente a la mayoría de los sistemas que pueda haber practicado hasta ahora. Es muy importante que, antes de empezar el programa de ejercicios, entienda la información que le presentamos en este capítulo. Le recomendamos que comience con algunos ejercicios de respiración y meditación: le ayudarán a conectar con su interior y a prepararse para realizar nuestro programa (véanse págs. 20-23).

El programa de preparación consta de seis ejercicios dirigidos a todos aquellos que no han practicado nunca deporte o que simplemente desean empezar poco a poco. Cuando consiga completar esta secuencia sin cansarse o esforzarse demasiado, podrá disponerse a realizar la secuencia de calentamiento y el programa de iniciación. De la misma forma, cuando sea capaz de realizar con facilidad el programa para principiantes, es decir, sin fatigarse ni cansarse, podrá abordar la nueva secuencia de calentamiento y el programa intermedio. He incluido también tres miniseries finales que configuran una tabla breve pero equilibrada cuyo objetivo es incrementar la energía, eliminar la tensión y fortalecer la espalda. Puede realizarlas en cualquier momento, ya sea combinándolas con cualquiera de las otras secuencias del libro o independientemente de éstas.

También sería interesante que pudiese usted encontrar algún centro cercano a su domicilio donde se impartiera algún curso del método Pilates o de yoga, al menos para poder contar con la supervisión de un profesor cualificado. Esto le ayudaría a entender lo que hace en cada momento y progresaría con más rapidez. Una manera fácil de encontrar esos cursos es buscar en Internet las páginas asociadas a la combinación de «Pilates» o «yoga», y el nombre de su localidad. Otra opción es comprar alguna revista especializada en yoga; normalmente contienen listados de centros de yoga con los números de teléfono de contacto.

Lesiones y embarazo

Este libro está dirigido a personas con un estado físico normal, sin lesiones musculares. Si tiene usted alguna lesión, aunque sea antigua, por favor consulte con su médico antes de empezar a realizar los ejercicios. Cada lesión es diferente, por lo que es prácticamente imposible decirle de antemano lo que puede convenirle o perjudicarle. Si siente algún dolor, deténgase inmediatamente. La realización de los ejercicios no debe conllevar dolor alguno. Una cosa es esforzarse y la otra forzar el cuerpo en exceso: de este modo podemos sufrir lesiones.

Este programa no está diseñado para las mujeres embarazadas. El método Pilates puede ser muy conveniente para el embarazo, pero sólo si se ha practicado con regularidad antes de la gestación y si se cuenta con la supervisión de un profesor que sepa aplicar el método Pilates a estos casos. El embarazo no es la época ideal para empezar ningún nuevo tipo de gimnasia, y el método Pilates trabaja tan intensamente los abdominales que no es aconsejable ni en los primeros meses. Sin embargo, se trata de un método muy recomendable para después del parto. Podrá empezar tan pronto como su médico dé por terminados los chequeos post-parto.

Consejo general

No coma durante las dos horas previas a la práctica de los ejercicios y lleve ropa que le permita doblarse y estirarse con toda comodidad. La más recomendable es la ropa ajustada: frente a un espejo, con ella podrá comprobar con más facilidad si su posición corporal es la correcta. Para apoyarse en el suelo es aconsejable usar una estera de yoga gruesa de las que no resbalan. Así protegeremos la columna vertebral al tiempo que dispondremos de una base estable para realizar los ejercicios de pie. Lo mejor es llevar los pies descalzos. Practique este programa al menos tres o cuatro veces a la semana, aunque si se encuentra en el nivel inicial, lo más recomendable es que practique todos los días: de este modo podrá familiarizarse con el método y cada día recordará lo que ha aprendido el día anterior.

guía general

Tanto el método Pilates como el yoga poseen unas reglas básicas con las que debe estar familiarizado, ya que haré referencia a ellas a lo largo de todo el libro. Una vez sepa encontrar la alineación correcta y situar la columna vertebral y la pelvis en una posición neutral en todas las posturas —cuando esté sentado, de pie, de rodillas, y tumbado boca arriba o boca abajo—, dominará la respiración y la utilización del suelo pélvico. Por favor, tómese el tiempo necesario para captar estos principios básicos antes de hacer los programas de ejercicios.

Los ocho principios de Pilates

En todos los ejercicios, usar los siguientes principios:

1   **Concentración** Sea plenamente consciente de lo que hace. Olvídese de cualquier otra cosa. Ponga toda su atención.

2   **Centro** Todos los movimientos que realice proceden de su centro. Intente alcanzar un objeto y sienta cómo los abdominales se ponen en movimiento para equilibrarle. La base de todo el sistema Pilates se encuentra en el desarrollo de un centro firme y estable.

3   **Fluidez** En el método Pilates, movimientos elegantes y fluidos sustituyen a los antiestéticos brincos de las otras técnicas gimnásticas. Observe los movimientos. A medida que vaya dominando el método, cada ejercicio le llevará al siguiente.

4   **Respiración** La respiración es una especie de llave que conecta el cuerpo y la mente: ¡respirar es necesario! Ya que tenemos que respirar continuamente, mejor aprender a hacerlo bien. No aguante la respiración cuando se encuentre con alguna dificultad. Mantenga una pauta constante: verá cómo le ayuda a realizar el movimiento. Respire profundamente, inhalando por la nariz y exhalando por la boca.

5   **Control** Pilates llegó a llamar a su método «controlología». Esto significa que cuando se realizan los ejercicios la mente controla cada uno de los músculos. ¡Por favor, no haga ningún movimiento al azar!

6   **Alineación** Compruebe su alineación antes de empezar cualquier ejercicio. Con el tiempo, aprenderá a encontrar «la posición neutral de la pelvis y columna vertebral»: colocará el esqueleto en una posición correcta de la cabeza a los pies, sin que haya tensiones en ninguna de las articulaciones, de manera que cuando sus músculos se desarrollen no le llevarán a adoptar posturas incorrectas. Necesitará aprender lo que es una alineación correcta para sentarse, ponerse a cuatro patas, y estar de pie, tendido boca arriba, boca abajo y de lado.

7   **Relajación** Nuestros ejercicios siempre se llevan a cabo de una manera relajada. Puede que si anda escaso de fuerzas, esto le parezca poco menos que una utopía, pero sepa que irá fortaleciéndose gradualmente con facilidad.

8   **Resistencia** Poco a poco, irá adquiriendo más resistencia. No se trata de hacer imposibles, pero es conveniente que vaya ampliando sus límites. Desarrolle lo que llamamos conciencia del propio cuerpo, es decir, conozca cuál es su «zona segura» y después confíe en su juicio a la hora de traspasar esa barrera. Las sesiones de Pilates son siempre un reto. ¡Le hará falta tener resistencia!

Alineación y posición neutral de la pelvis y la columna

Antes de empezar con los ejercicios es preciso que sepa colocar la pelvis y la columna vertebral en posición neutral estando de pie, a cuatro patas, y echado boca abajo, boca arriba, y de lado.

Alineación estando de pie

1   Sitúese con los pies en paralelo y las piernas separadas intentando repartir bien el peso entre ambas extremidades. Elévese ligeramente arqueando los empeines, y activando la parte interior de los tobillos, las rodillas y la parte frontal de los muslos. Levante la cadera y equilibre la pelvis metiendo el ombligo hacia dentro y empujando el coxis hacia abajo. Mantenga la columna bien estirada y levante todo el cuerpo hacia la coronilla, como si un globo tirase de usted.

2   Eleve el pecho y baje los omoplatos hacia la cadera. Deje caer los brazos a ambos lados, con los codos, las muñecas y las palmas de las manos hacia delante. El cuello queda así estirado y la barbilla paralela al suelo; mire al frente. Las piernas se estiran y se abren, y las rodillas se doblan suavemente. No las fuerce tensándolas hacia atrás.

3   Desde un punto de vista lateral, vemos que la cabeza está alineada con los hombros, la caja torácica, las caderas, las rodillas y los pies. Si dejáramos caer una plomada, pasaría por el centro de la oreja, el cuello, los antebrazos, la caja torácica, la cadera, la parte lateral de la rodilla y el hueso del tobillo. ¡Utilice esta alineación en su vida cotidiana!

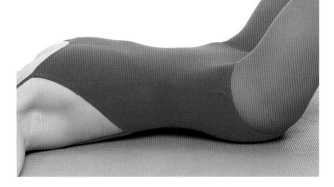

Torso en el que la alineación neutral de la pelvis y la columna es correcta. La caja torácica está distendida y sobre el suelo.

Tendido boca arriba

Tiéndase con la espalda y los pies pegados al suelo. Separe las piernas y coloque los pies en paralelo. Las rodillas deben estar flexionadas y separadas, y las caderas y el coxis pegados al suelo. La cintura queda un poco separada del suelo en la parte curva del final de la espalda. Aunque la parte dorsal de la caja torácica está en contacto con el suelo, el dorso del cuello se mantiene separado de él. Tenga presente que en esta posición la columna queda estirada, pero sin perder sus dos curvaturas naturales: el cuello y la parte lumbar de la columna.

Mantenga los hombros en contacto con el suelo, el cuello bien estirado y la parte frontal de la garganta distendida. Apoye la cabeza en una almohada delgada, y busque una posición en la que la garganta esté libre de tensión y en la que le resulte difícil mover la barbilla, hacia delante o hacia atrás. Coloque los brazos a ambos lados, con los codos suavemente flexionados y apuntando hacia fuera, y las palmas de las manos mirando hacia el suelo. Es fundamental que la caja torácica esté bien apoyada en el suelo. Puede que, al adoptar la posición neutral de la pelvis, no consiga que la espalda y el coxis estén en

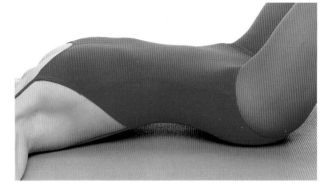

Este torso no está bien alineado: como la cintura está demasiado elevada, tira de la pelvis hacia arriba y, en consecuencia, se arquea demasiado la espalda.

contacto con el suelo al mismo tiempo. En ese caso, la prioridad será mantener la columna vertebral bien apoyada en el suelo. Con el tiempo y la práctica, su columna se irá estirando y, finalmente, lo conseguirá sin esfuerzo. Colocar la pelvis en posición neutral significa que el pubis, las caderas y el ombligo se hallan en un plano paralelo con respecto al suelo. Intente evitar que el pubis quede más alto que el ombligo.

El siguiente ejercicio le ayudará a encontrar la posición neutral de la pelvis y la columna con mayor facilidad y celeridad. Cuando esté en la posición descrita, eleve la pelvis (presionando la cadera contra el suelo); de este modo perderá la curvatura de la parte inferior de la espalda. A continuación, deslice la pelvis en la dirección opuesta, de manera que la cadera forme un arco mayor al habitual. ¡Cuidado! ¡Un arco demasiado amplio puede resultar molesto! Intente encontrar un punto medio. Ésa es la que llamamos posición neutral. Si coloca la mano por debajo de la espalda, notará que, a la altura de la cintura, se encuentra ligeramente separada del suelo. Debería poder encontrar esta posición estando tanto de pie como sentado, tumbado boca arriba, boca abajo o de lado, o arrodillado a cuatro patas. Asimismo, la pelvis debe estar bien nivelada para que una de las caderas no se eleve más que la otra. Mantenga distendida la parte frontal de la caja torácica, es decir, evite que las costillas se ensanchen.

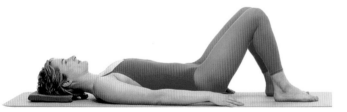

Encuentre la alineación neutral de la pelvis y la columna tendiéndose de espaldas con las rodillas flexionadas y los pies pegados al suelo (pies y rodillas alineados con las caderas). Mantenga la columna bien pegada al suelo, a excepción de las curvaturas de la parte baja de la espalda y la nuca.

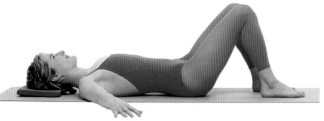

Tenga en cuenta que el dorso de la caja torácica tiene que estar en contacto con el suelo, pero manteniendo la curvatura de la parte lumbar sin arquear demasiado la columna.

Tendido boca abajo

Descanse sobre su estómago, con la frente suavemente apoyada en el suelo. Extienda los brazos hacia delante con las palmas boca abajo. Mantenga el cuello bien extendido y no arquee los hombros ni la parte superior de la espalda: deben estar distendidos y en reposo. Extienda bien la columna. La caja torácica, el pubis y las caderas deben estar en contacto con el suelo, pero la zona del ombligo ligeramente separada de él. El estómago puede tocar el suelo, pero no debe forzarlo, pues añadiría tensión a la parte baja de la espalda. Mantenga las piernas bien separadas. ¡Practique hasta que consiga adoptar la posición correcta!

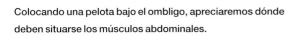

Colocando una pelota bajo el ombligo, apreciaremos dónde deben situarse los músculos abdominales.

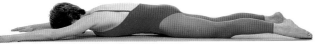

Ahora retire la pelota e intente mantener los abdominales elevados.

Tendido de lado

Échese de costado formando una línea recta desde la cabeza a los pies. Para ello, alinee su cuerpo usando como guía el límite posterior de la esterilla, intente que la parte superior de la pelvis descanse justamente sobre la inferior, que los hombros estén alineados perpendicularmente con el suelo, y que la columna esté bien estirada. La cintura no debe tocar el suelo. Flexione el brazo más próximo al suelo para sujetarse la cabeza. Avance los pies hasta que los dedos toquen el extremo frontal de la esterilla. Aunque le parezca que su cuerpo dibuja una línea totalmente recta, todavía mantiene las curvas naturales de la parte baja de la espalda y el dorso del cuello.

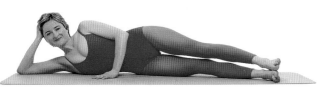

Observe que la cintura no está en contacto con el suelo y que las caderas se encuentran en la misma vertical.

A cuatro patas

Póngase a cuatro patas, con las manos exactamente debajo de los hombros y las rodillas debajo de las caderas. Mantenga las piernas separadas. La pelvis y la columna deben estar en posición neutral. Para conseguirlo, deslice la pelvis hacia delante y hacia atrás. Este sencillo movimiento aumentará y disminuirá la curvatura de la parte baja de su espalda. La posición neutral de la pelvis se encuentra en el punto medio. Mantenga el cuello algo estirado e intente alinearlo con la columna, deslice la barbilla suavemente hacia el pecho y mire hacia el suelo. Eleve el pecho y el esternón para que la zona de la espalda que está a la altura de los omoplatos no quede hundida.

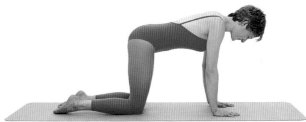

Mantenga la columna bien estirada y el cuello alineado con la columna.

Sentado

Siéntese con la espalda recta intentando distribuir bien el peso entre las dos nalgas. La columna y el cuello deben estar bien estirados, y la barbilla, paralela al suelo. Deje caer los omoplatos en dirección a la cadera, eleve suavemente el esternón y asegúrese de no hundir el pecho. Compruebe la posición de la cabeza en relación con los hombros y las caderas. Meta el ombligo hacia dentro y no intente corregir las curvas naturales de la cadera y del dorso del cuello.

Sitúe las rodillas justo delante de las caderas, y los pies en la misma vertical que las rodillas y con las plantas pegadas al suelo.

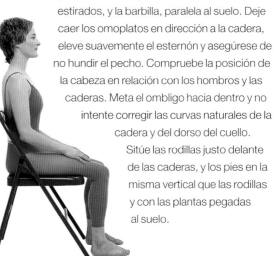

La cabeza se encuentra justo encima de los hombros, que están perfectamente alineados con las caderas.

Usar el suelo pélvico

En casi todos los ejercicios me oirá decir «use el suelo pélvico», «meta el ombligo hacia dentro» o «hunda el estómago». Todo ello significa: «tense todo lo que pueda los músculos abdominales». El método Pilates utiliza la zona de la barriga para conseguir respirar libre y plenamente, sin forzar la caja torácica, con lo que restringiríamos nuestra capacidad respiratoria y no conseguiríamos llenar nuestros pulmones de oxígeno. Ésa es la razón de que usemos el suelo pélvico, que se extiende desde la abertura anal hasta la parte frontal de los genitales, la amplia zona que queda entre las piernas. Podemos tensar el suelo pélvico contrayendo cualquiera de sus aberturas musculares. Las mujeres poseen tres aberturas: los músculos vaginales, los músculos anales y los músculos de la uretra, que, cuando se activan, producen la misma sensación que tenemos al intentar detener el fluir de la orina. Los hombres, en cambio, sólo tienen dos: los músculos anales y los de la uretra. Contraiga esos músculos, sin mover la pelvis, mientras está tendido de espaldas en correcta alineación, relajado y con la pelvis y la columna en posición neutral.

Cuando contraemos los músculos del suelo pélvico también estamos contrayendo la parte más profunda de los músculos abdominales, el llamado *transversus abdominis*, o músculo transverso, muy importante a la hora de adoptar una postura correcta.

El transverso empieza en el pubis, llega hasta el esternón, rodea la cintura, y sujeta la parte baja de la espalda. De hecho, a este músculo lo llamamos también «la faja de la fuerza». Si consigue fortalecer el transverso, en poco tiempo adoptará una postura mejor y realizará los ejercicios Pilates con mayor maestría.

Comprobación del uso de los músculos del suelo pélvico

Para saber si está usando correctamente los músculos del suelo pélvico, haga la siguiente comprobación: tense los músculos vaginales, anales o de la uretra y presione con dos dedos sobre el área que queda justo encima de la pelvis. Si los usa adecuadamente, sentirá probablemente un pequeño movimiento bajo los dedos. Practique contrayendo el suelo pélvico cuando espire y relajándolo al inspirar: haga cinco respiraciones. A continuación, contraiga el suelo pélvico y no lo relaje hasta que haya realizado cinco respiraciones completas.

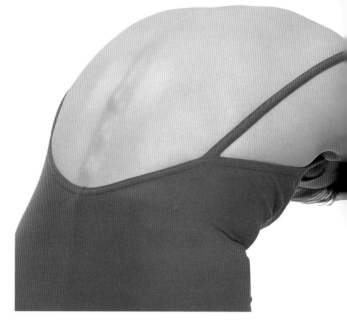

La columna debe estar curva, no plana, y rodar como una rueda.

Articulación de la columna

Se encontrará con este término repetidas veces a lo largo del libro. Articular la columna significa irla curvando vértebra a vértebra y notar cómo el movimiento se va desplazando de arriba abajo y de abajo arriba. La columna vertebral tiene 24 vértebras móviles y cada una de ellas, si está sana, es una bisagra, con capacidad de inclinarse hacia delante, hacia atrás y hacia los lados, y de rotar hacia la derecha y la izquierda. Puede que algunas partes de su columna se resistan al movimiento. Respire profundamente cuando trabaje esas zonas y, poco a poco, vaya ampliando la capacidad de movimiento, para liberar totalmente a su columna vertebral.

Barbilla al pecho

Este término se refiere al posicionamiento de la cabeza en relación con la columna vertebral. Cuando en un ejercicio se le pide que acerque la barbilla al pecho, se espera que incline la cabeza hacia delante. Esta rotación debe producirse en la articulación de la mandíbula que se usa para mover la barbilla hacia abajo. La cabeza entonces se desplaza hacia delante, por encima del esternón, dejando un espacio entre la barbilla y el pecho. No empuje la barbilla ni fuerce la parte frontal de la garganta. La posición de la cabeza es muy importante: cuando se echa hacia delante, el peso de la cabeza reduce la tensión del cuello e incrementa el esfuerzo de los abdominales profundos. Al principio, cuando los abdominales profundos todavía están débiles, este ejercicio puede resultar difícil. Haga sólo el número de repeticiones que le permitan realizar el ejercicio sin dolor ni esfuerzos excesivos.

Respiración lateral

En el método Pilates la respiración se realiza de un modo muy especial: se inspira por la nariz y se espira por la boca. Cuando inhalamos, la caja torácica se expande hacia los lados y cuando exhalamos, se cierra como un fuelle. A lo largo de la mayor parte del día, lo que solemos hacer son respiraciones cortas y poco profundas, de manera que no expandimos para nada la parte baja de los pulmones. De aquí que, al principio, esta respiración nos pueda resultar algo difícil. Mientras inspire, imagine que el aire entra como si fuese agua, y se queda en la parte inferior de los pulmones (que, en realidad, es la última zona que se ocupa); a continuación, cuando espire, imagine que el agua va saliendo hacia fuera (el aire desocupa primero la parte más alta de los pulmones hasta abandonar finalmente la parte inferior). Debido a que los pulmones se hallan debajo de las costillas, la caja torácica se expande cuando inspiramos. Cuando espiramos, los pulmones se vacían y reducen su tamaño. Por lo tanto, la caja torácica se encoge.

Respirar con una tira pegada al cuerpo

Podemos practicar la respiración lateral, estando sentados, tendidos boca arriba o arrodillados. Primero, colóquese una tira de goma elástica o una toalla alrededor de la parte más amplia de su caja torácica. Sujete el extremo derecho de la tira con la mano izquierda y el izquierdo, con la derecha. Al inspirar profundamente, la caja torácica se expande; en ese momento deje que la goma se suelte un poco para permitir la expansión del tórax. Al espirar, los pulmones se vacían y la caja torácica se hace más pequeña; entonces tire de la goma para reforzar el movimiento.

Con este sistema, notará que cada vez que respira, la caja torácica se expande y se contrae. Intente no sacar pecho, ni elevar los brazos o los hombros durante la respiración. Obsérvese en un espejo durante un rato y vea lo que sucede. Mientras realice estas respiraciones puede practicar el uso del suelo pélvico para fortalecer y estabilizar el cuerpo sin dejar de hacer los movimientos de la caja torácica. Si al inspirar saca el estómago hacia fuera, no podrá activar correctamente los abdominales profundos, de modo que ¡por favor, intente dominar esta técnica para poder desarrollar al máximo esos músculos estabilizadores! Si puede hacerlo sin grandes dificultades, inspire durante unos cinco segundos y espire durante otros cinco. Evite aguantar la respiración a la hora de hacer movimientos difíciles: eso le puede generar tensión y forzar innecesariamente su corazón.

equipamiento

Colchoneta de yoga Se trata de una esterilla de goma de 4 a 6 mm de grosor que se adhiere al suelo y que mide alrededor de 180 × 60 cm. Estas colchonetas protegen la columna y evitan los deslizamientos. Se pueden adquirir en tiendas y a través de Internet.

Mantas Lo importante es que sean de algodón o de lana y que midan aproximadamente 150 x 200 cm. Las mantas, dobladas varias veces, proporcionan una estupenda superficie en la que sentarse o reclinarse. También se pueden apilar tres mantas y enrollarlas juntas para conseguir una superficie más elevada, como un almohadón.

Cilindro Se trata de una almohada cilíndrica que venden en tiendas de artículos de yoga. Con el cilindro dispondremos de una superficie redondeada y estable sobre la que tumbarnos.

Bloques y ladrillos para yoga Son bloques de espuma que proporcionan una superficie elevada para apoyar las manos, los dedos, los pies o la cadera.

Cinturón de yoga Se trata de un cinturón con hebilla, de alrededor de 1,6 m de longitud. Normalmente, se usa para alcanzar partes distantes del cuerpo, como los dedos del pie. Si no dispone de uno, pruebe con el cinturón del albornoz, por ejemplo.

Tiras Bandas elásticas de látex de varios grosores, que proporcionan apoyo y resistencia.

técnicas de meditación

Empecemos... a conectar con nosotros mismos. La meditación es esa magia que nos devuelve a nuestro interior y nos proporciona el tiempo necesario para observarnos y vivir el presente. Olvídese del pasado y del futuro: es usted capaz de centrarse en el presente. La meditación tiene muchísimos beneficios. La mayor parte de la gente decide empezar a meditar con la intención de relajarse y sentirse mejor, pero en poco tiempo descubren lo extraordinaria que es la meditación y deciden profundizar en ella. Si practica usted la meditación, no sólo se sentirá más sosegado, sino que probablemente también estará mentalmente más despejado. Por ejemplo: puede que se siente un rato a meditar y que luego le vengan a la mente respuestas a preguntas que ni siquiera se había planteado. Si «conecta» con su interior, su mente se volverá mucho más creativa. Lo procesará todo con mayor celeridad. Es posible que, de repente, le parezca que el mundo va muy despacio porque usted se está moviendo cada vez más rápido. Esto no significa que vaya a acabar yendo de un lado a otro corriendo, sino tan sólo que cuando piense en algo, podrá procesarlo más rápidamente, tomar mejores decisiones y explicitarlas. A medida que se va adquiriendo experiencia en la meditación, la mente se va volviendo más despierta. Nos hacemos más observadores, más capaces, más claros, nos concentramos con mayor facilidad y nos cuesta menos trabajo manifestar nuestra creatividad. Normalmente, también nos sentimos físicamente mejor: cuanto más nos relajamos, más se relajan también nuestros músculos.

Todos somos conscientes de la increíble influencia que tiene la mente sobre el cuerpo: cuando nuestra mente está sosegada, sana y fuerte, también lo está nuestro cuerpo. Éste ha sido siempre el propósito de la meditación y el yoga. Para introducirle en la meditación, le voy a proponer una técnica muy efectiva y sencilla. Empiece a meditar utilizando esta técnica; cuando la maneje con toda naturalidad, puede ampliar su repertorio leyendo sobre otros métodos o asistiendo a algún curso específico.

He aquí algunas sugerencias que pueden serle de utilidad para la práctica de la meditación:

- Intente meditar siempre en el mismo lugar y a la misma hora, sobre todo al principio. Dos momentos apropiados pueden ser, por ejemplo, cuando se levante por la mañana o justo antes de irse a dormir.
- Búsquese un lugar para meditar, algún rincón tranquilo, hermoso e inspirador. Si lo desea, puede preparar un pequeño altar y adornarlo con flores u objetos que tengan un valor especial para usted. Intente meditar siempre en ese lugar y, si es posible, hágalo todos los días.
- Encuentre una manera cómoda de sentarse. ¡No tiene por qué sentarse con las piernas cruzadas si no le resulta cómodo! Lo importante es que mantenga la columna vertebral recta y la parte frontal del cuerpo bien abierta, sin echar los hombros hacia delante. Para facilitar la respiración, la caja torácica debe estar abierta. Se puede sentar en una silla con respaldo recto, de manera que pueda mantener la columna vertebral bien erguida y los pies en contacto con el suelo. También puede sentarse con las piernas cruzadas y apoyar la espalda en la pared. Otra opción es sentarse en un cojín o en un bloque de espuma para estar unos pocos centímetros por encima del suelo: así resulta más fácil mantener la espalda recta. Si se sienta en una posición que no le es cómoda, el malestar distraerá su mente, y le resultará difícil meditar.
- Es importante que medite en una sala silenciosa, sobre todo al principio. Cuando adquiera más experiencia, conseguirá apartar los ruidos de su mente y, por tanto, podrá meditar en cualquier parte; al principio, no obstante, el menor ruido puede distraerle.

Sentarse en un bloque o almohada de espuma durante los ejercicios de meditación y respiración ayuda a estirar la columna y colocarla alineada.

Respiración y concentración

La parte frontal del cuerpo se halla estirada y abierta, y el pecho y los hombros, distendidos.

Ahora que ya está sentado en un lugar tranquilo y cómodo y que ya ha escogido el momento del día que reservará para la meditación, olvide su pasado y su futuro: concéntrese en el presente. Dígale a su mente que se relaje. Para conseguirlo, respire profundamente durante unos segundos. Inspire y espire por la nariz. Respirar de este modo es más efectivo que hacerlo por la boca porque así se estimulan más las terminaciones nerviosas, y eso nos ayudará a relajarnos.

Cuente hasta cinco mientras inspire, y vuelva a contar hasta cinco mientras espire. Cuando sea capaz de mantener esta pauta sin dificultad, podrá incrementar el tiempo, por ejemplo a diez segundos. Este ejercicio refuerza los pulmones y el diafragma, y relaja la mente: la hace trabajar a menor velocidad. Cuando lleve unos minutos practicando esta técnica de respiración estará preparado para empezar a meditar. Intente respirar a un ritmo regular, pero no se concentre demasiado en respirar correctamente, puesto que podría estresarse: lo único que tiene que hacer es respirar con la boca cerrada, inhalar y exhalar por la nariz, de una manera relajada. Deje que su mente se tranquilice. Fíjese en su respiración, en cómo el aire entra y sale por las ventanas de la nariz. Déjese llevar por este ritmo.

Luego, concéntrese en el punto situado a medio camino de una ceja y la otra. Se trata de un importantísimo centro de energía corporal. Se dice que cuando centramos nuestra atención en esa zona se estimulan las terminaciones nerviosas que liberan las sustancias químicas que nos hacen sentir bien. Ahora fíjese en lo que siente en esa zona. ¿Nota ciertas pulsaciones? ¿Qué siente en ese punto? ¿Peso, ligereza, hormigueo? Fíjese únicamente en ese punto y habrá conseguido lo que llamamos concentración fija, una práctica que le enseña a la mente a no distraerse y a concentrarse a cada momento en una sola cosa. No permita que ningún otro pensamiento interrumpa su concentración. Si, finalmente, no logra evitar que alguno de esos pensamientos le venga a la

cabeza, no se frustre ni se enfade por ese «fallo» de concentración: simplemente deje que desaparezca de nuevo.

Uno de los objetivos de la meditación es aprender a no depender de los resultados de nuestras acciones, así que empiece con pocas pretensiones. Disfrute de la experiencia y de las cosas nuevas que observará y aprenderá, y esté siempre pendiente de un objetivo concreto.

Ahora busque el punto de concentración en otra parte del cuerpo cercana a la anterior; por ejemplo la punta de la nariz. Quédese ahí durante unos minutos y fíjese bien en lo que siente. Luego busque un nuevo punto de concentración: en el labio superior, en el inferior, en la barbilla, en el cuello, en la garganta, en el pecho, en los brazos, en las manos, en los dedos... y así, hasta que haya trabajado todo el cuerpo. Esto le dará material para concentrarse sin tener que usar el pensamiento o la imaginación: se trata de la observación de algo tangible, de nuestro propio cuerpo, del que sabemos que existe. Si intentamos concentrarnos a partir de una imagen o una palabra en concreto, la mente seguirá activa y no se relajará, porque estará ocupada con las imágenes y las situaciones creadas mentalmente. Cuando meditamos tampoco entramos en una especie de trance. Queremos ser capaces de oír todo lo que sucede en la habitación, es decir, ser conscientes de nuestro alrededor, aunque sin dejarnos distraer por el entorno. El propósito de la meditación es entrenar a la mente para que logre concentrarse en un solo punto sin perder de vista lo que sucede en el mundo.

¿Es usted capaz, ahora, de conseguir relajar la mente hasta tal punto que pueda oír el fluir de su sangre por las venas? Observe si puede sentir y oír la pulsación de la zona del plexo solar, situado justo bajo el esternón y por encima del ombligo. Puede que las comisuras de los labios se le curven ligeramente hacia arriba sin darse ni cuenta, y que sienta un cierto balanceo. No se preocupe. También los hay que ven colores. Es muy difícil transmitir la dicha que cada uno siente cuando conecta con sí mismo mediante la meditación. Tendrá que experimentarlo personalmente, porque cada uno vive una experiencia diferente. Al principio, intente meditar durante cinco minutos; luego, vaya ampliando ese tiempo hasta alcanzar los 20 minutos. ¡No se desanime si se le pasa por la cabeza algún pensamiento que interrumpe su concentración! ¡Aun así podrá disfrutar de preciosos momentos de éxtasis meditativo! Después de la sesión de meditación realizaremos un sencillo ejercicio de respiración. El objetivo es oxigenar la sangre, calmar la mente, y fortalecer los pulmones y todos los músculos asociados con la respiración. La lista de beneficios de la respiración profunda es enorme. De hecho, lo notarán todas las células de su cuerpo. Más que cualquier otra cosa, lo que el cuerpo necesita son los componentes básicos del agua y del aire, de manera que, no lo dude, se sentirá mejor y tendrá un mejor aspecto si practica regularmente los ejercicios de respiración profunda.

Respiración pranayama

El pranayama es un ejercicio de respiración que ayuda a controlar la energía. En el yoga, se considera que la respiración es energía. Si aprendemos a controlar la respiración, aprenderemos a controlar nuestra energía. Siéntese en una posición cómoda. Seguiremos usando la respiración nasal que hemos descrito: se inspira y se espira por la nariz. Tanto en la inspiración como en la espiración, la respiración debe ser constante, evitando tomar o soltar aire precipitadamente.

Para empezar, intente inspirar y espirar durante cinco segundos cada vez. No se fuerce si no consigue ajustarse a esta pauta. Si cinco segundos le resultan demasiado, respire, por ejemplo, durante sólo tres segundos. La respiración está directamente conectada al sistema nervioso, de modo que si se fuerza demasiado, perderá los beneficios que pretendemos que se obtengan

con este ejercicio respiratorio. La respiración debe ajustarse a nuestras posibilidades, y no ser fuente de ansiedad. Aunque requerirá algún tiempo, nuestra capacidad mejorará inevitablemente: no hay ninguna necesidad de que nos forcemos hasta el punto de provocarnos estrés y tensión. Antes de empezar, respire profundamente dos veces. Acto seguido, inspire hasta que el aire haya llenado la mitad de los pulmones, y, a continuación, aguante la respiración durante cinco segundos. Para acabar, espire durante cinco segundos. Repita esta serie (respirar profundamente dos veces y aguantar después la respiración durante cinco segundos) cinco veces, siempre que pueda hacerlo sin forzarse, pues le aportará unos beneficios espectaculares.

Cuando inspire, imagínese que el aire llega hasta la zona más profunda de sus pulmones, hasta el final de la caja torácica, cerca de la cintura. Esto significa que primero se expandirá la parte baja de la caja torácica y luego el pecho. Cuando espire, sin embargo, imagine que el aire que expulsa fluye desde la parte superior de los pulmones, la zona que está por encima del esternón, justo por debajo de las clavículas. Esto significa que el pecho se desinflará antes que la parte baja de la caja torácica. Éste es un ejercicio estupendo para obtener energía y limpiar la sangre. Intente no sacar pecho ni levantar los hombros o los brazos al respirar. La respiración involucra las zonas más bajas del torso. Permita que la parte baja de la caja torácica se expanda, elevando un poco el esternón.

En todos los libros de yoga se describen diversas técnicas de respiración. Es mejor empezar con un ejercicio sencillo para adquirir una técnica correcta y más adelante, aprender nuevas técnicas. Tenga en cuenta que quien mejor puede ayudarle en esto es un profesor cualificado; incluso podrá diseñarle un programa específico para usted. La respiración es importante y no debe tomarse a la ligera. ¡No hay duda de que es una herramienta muy potente!

qué es la columna vertebral y cómo funciona

La primera estructura que se forma en el niño cuando todavía se encuentra en el vientre de la madre es la columna vertebral. El resto de los órganos se desarrollan a partir de ella: se trata, por tanto, de una estructura fundamental. Todos los movimientos proceden de la columna, de modo que una columna vertebral fuerte y estable es la base para todas las acciones del cuerpo humano. La columna de los niños es blanda y ligera, y se mantiene así durante mucho años. La del adulto, en cambio, es rígida y pesada.

Con el programa que les presentamos en este libro pretendemos que desarrolle unas pautas de movimiento correctas, que acabe con los malos hábitos y que le devuelva a su columna toda su flexibilidad original. La columna vertebral del niño es recta hasta que empieza a caminar; entonces desarrolla la curvatura que mantendrá durante el resto de su vida. Esas curvas funcionan como amortiguadores, su función es absorber los golpes. Los animales y los niños tienen la columna recta mientras se desplazan a cuatro patas, pero cuando adoptan una posición erguida y se apoyan únicamente con las piernas, la columna pierde su rectitud, puesto que de lo contrario los discos intervertebrales recibirían demasiada presión. La columna vertebral debe tener tres curvas naturales: la parte cervical, detrás del cuello, la parte torácica, detrás de la caja torácica, y la parte baja de la espalda, conocida también como lumbar (véase el dibujo de la derecha). Estas curvas pueden deformarse, es decir, ser más cerradas o más abiertas de lo debido como consecuencia de malas posturas, malos hábitos de lesiones o de haber practicado deportes que desarrollan los músculos del cuerpo de manera irregular.

La parte cervical de la columna tiene siete vértebras, la parte torácica, doce, y la lumbar, cinco, y todas ellas están separadas por unos discos blandos que las protegen de los choques. La columna vertebral no es un pedazo de hueso recto y duro, sino una serie móvil de 24 vértebras, conectadas por varias capas de músculos que enlazan una vértebra con otra a lo largo de toda la extensión de la columna. A la parte torácica también se le unen las costillas, por lo cual esta zona es menos flexible que las demás. Toda vértebra puede moverse hacia delante, hacia detrás y hacia los lados, e incluso rotar hacia la derecha y hacia la izquierda. La cabeza se apoya en la columna vertebral, que a su vez se apoya en la pelvis, que a su vez se apoya en las piernas y éstas en los pies; para tener una columna vertebral sana es por tanto crucial alinear todos estos elementos.

Con el paso de los años, el desgaste general de los discos o las malas posturas pueden acabar dañando seriamente el disco, lo que de seguro resultará muy doloroso. Todo esto se puede evitar intentando aprender algo acerca de la columna vertebral y mucho acerca de los hábitos posturales y de movimiento adecuados. Si padece dolores de espalda o si tiene o ha tenido una lesión en esa zona, por favor, consulte a su médico antes de empezar con este programa de ejercicios (o con cualquier otro), ya que puede ser peor el remedio que la enfermedad. En ese caso, su doctor le puede indicar qué ejercicios son recomendables para usted. Por ejemplo, si tiene una lesión en un disco, flexionar el cuerpo puede empeorar la lesión y causarle mucho dolor. La columna, en realidad, es un fascinante conjunto de partes móviles que merecen todo nuestro respeto. Por favor, escuche a su cuerpo y, si siente dolor, visite a su médico. Siga nuestras instrucciones y en poco tiempo comprobará que es perfectamente posible gozar de una columna vertebral libre de dolor.

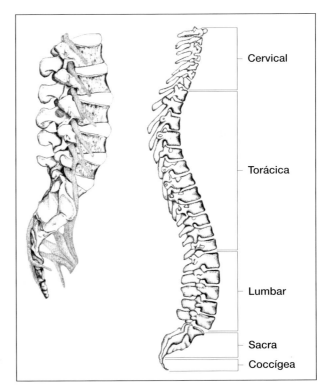

Cervical

Torácica

Lumbar

Sacra

Coccígea

La columna consta de 24 vértebras móviles separadas por discos blandos. Observe las curvaturas de la columna.

ejercicios previos

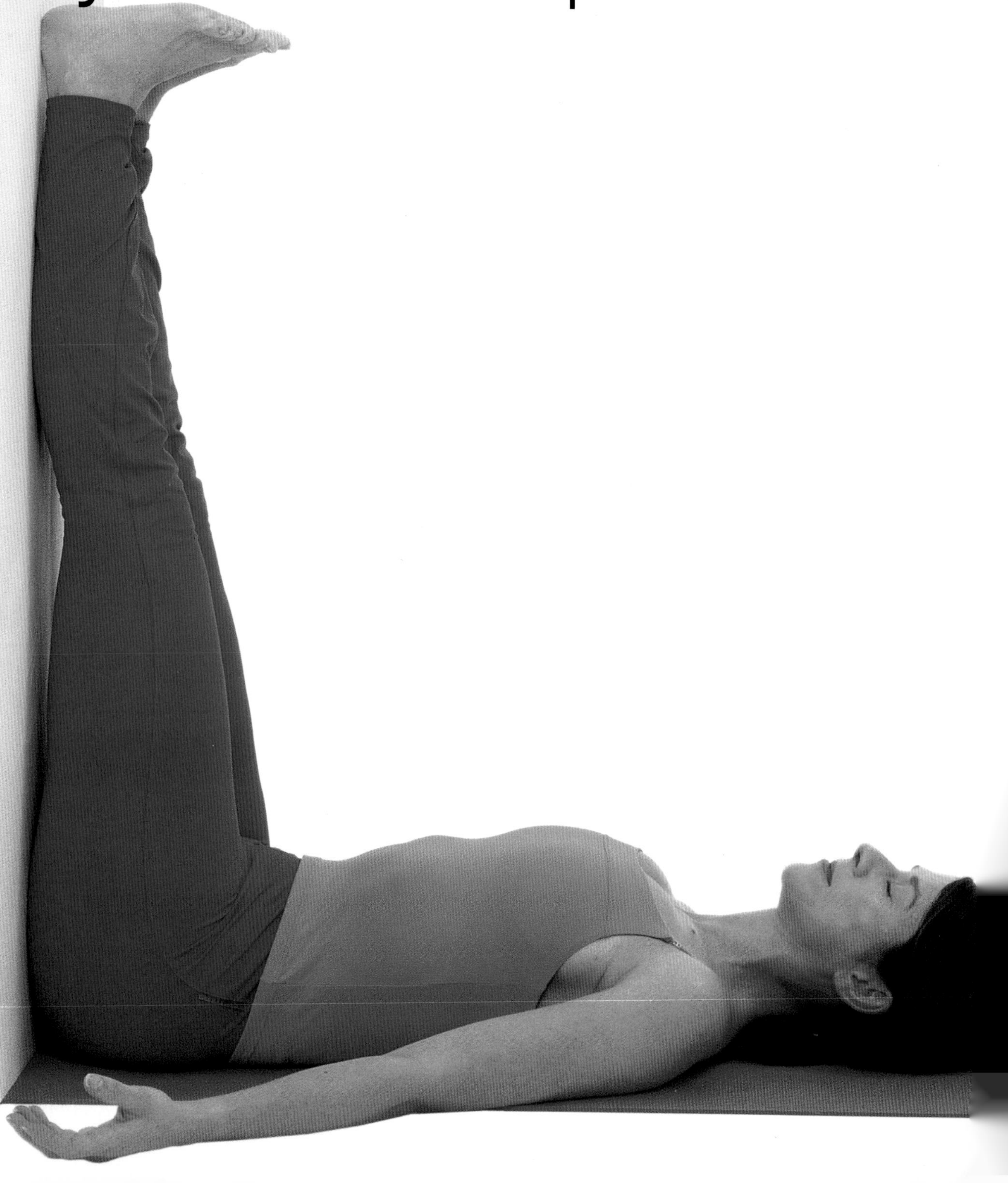

y calentamiento

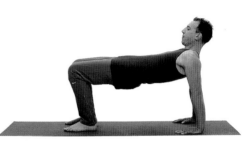

Antes de empezar con los seis ejercicios previos descritos en este capítulo, lea todo el capítulo anterior (véanse págs. 12-23) y practique la respiración, la correcta alineación y el uso del suelo pélvico, tal y como se lo hemos indicado. Los siguientes ejercicios están dirigidos a principiantes o a quienes se recuperan de lesiones, así como a todo aquel que, por cualquier razón, no se sienta preparado para seguir un programa más duro. Hasta que no consiga llevar a cabo este programa de ejercicios con facilidad, sin quedarse sin aliento, y sin marearse, no se aventure con ejercicios más ambiciosos. Más adelante, podrá pasar a la secuencia de calentamiento, compuesta de tres ejercicios (véanse págs. 34-37), que debería realizar justo antes de abordar tanto el programa inicial como el intermedio.

Para más detalles sobre este ejercicio, véanse las págs. 34-35.

del samasthiti a la postura de la montaña

propósito

Estirar la columna y el cuello; unir cuerpo y mente a través de la respiración; adquirir conciencia de la propia postura; abrir y fortalecer las articulaciones de los hombros; y estirar brazos, manos y dedos.

1 Póngase de pie en correcto alineamiento, con los pies poco separados o, si puede mantener bien el equilibrio, totalmente juntos. Mantenga los pies firmes sobre el suelo, las piernas rectas, sin juntar las rodillas, y la columna bien estirada. Sin arquear la espalda ni hinchar la caja torácica, eleve el pecho. A continuación estire el cuello levantando la cabeza hacia arriba, manteniendo la barbilla paralela al suelo y dejando caer los omoplatos suavemente. Coloque los brazos bien rectos, mostrando al frente las muñecas y las palmas de las manos, y extiende ligeramente los dedos apuntando hacia el suelo.

2 Inspire mientras va elevando los brazos desde los costados hacia la parte superior de la cabeza. Mantenga las palmas de las manos mirando hacia abajo hasta que llegue a la altura de los hombros.

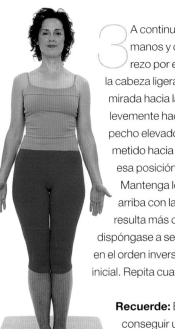

3 A continuación gire las palmas de las manos y colóquelas en posición de rezo por encima de la cabeza; incline la cabeza ligeramente hacia atrás y dirija la mirada hacia las manos. Déjese caer levemente hacia atrás, manteniendo el pecho elevado y el coxis ligeramente metido hacia dentro. En cuanto alcance esa posición, deje caer la caja torácica. Mantenga los brazos extendidos hacia arriba con las palmas enfrentadas o si le resulta más cómodo tocándose. Espire y dispóngase a seguir los pasos del ejercicio en el orden inverso hasta volver a la posición inicial. Repita cuatro veces toda la secuencia.

Recuerde: En este ejercicio, para conseguir una correcta unión cuerpo-mente, la respiración debe ser vigorosa. No olvide mantener las caderas estables y estirar la columna todo lo que pueda.

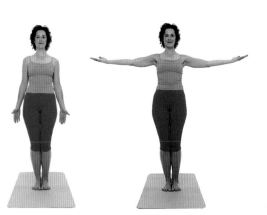

comentario del quiropráctico

Excelente ejercicio para tomar conciencia de la postura y de la columna vertebral. Cuando tire de los omoplatos hacia abajo, el cuello debe estar estirado, pero relajado. Sienta cómo se activan los músculos de la parte media de la espalda.

la marcha fija

propósito

Mejorar la coordinación entre los costados derecho e izquierdo; desarrollar la flexibilidad de las caderas y las rodillas; fortalecer los músculos flexores de la cadera y el núcleo muscular; y realizar esfuerzo cardiovascular.

1 Empiece por ponerse de pie en correcto alineamiento, dejando entre ambos pies la distancia que separa las dos caderas.

2 Levante una rodilla tanto como pueda, aunque sin llegar a estar incómodo. A continuación, bájela y repita el ejercicio con la otra pierna. Mantenga siempre un correcto alineamiento, con la columna estirada y los brazos relajados. Repita el ejercicio, a buen ritmo, durante unos 25 segundos.

3 Ahora mueva los brazos arriba y abajo hasta la mitad del torso. Es importante que efectúe el movimiento de brazos en oposición al movimiento de piernas. Es decir: cuando levante la pierna derecha eleve el brazo izquierdo, y viceversa. Debe mantener la columna recta y bien alineada. La rodillas y los codos no deben tocarse. Respire profundamente, inhalando durante cinco segundos y exhalando durante el mismo período de tiempo.

Recuerde: Mantenga un buen alineamiento y una posición erguida. No incline el cuerpo hacia delante. Mire al frente durante todo el ejercicio y meta el ombligo hacia dentro. Eleve el pecho.

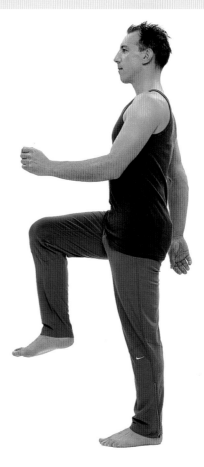

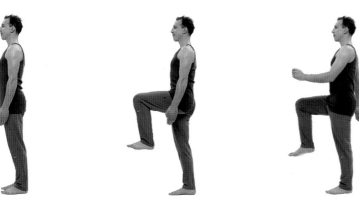

círculos con los brazos

propósito

Abrir y fortalecer los músculos de rotación de las articulaciones de los hombros; estabilizar los hombros y recuperar toda la capacidad de movimientos de sus articulaciones; mejorar la circulación de la parte superior del cuerpo y fortalecer el núcleo muscular.

1 Póngase de pie en correcta alineación, con los pies ligeramente separados y mirando al frente. Mantenga los brazos distendidos a ambos costados.

2 Vaya levantando los brazos hacia los lados hasta llegar al nivel de los hombros. Manténgase erguido, saque pecho y deje caer los omoplatos. Tire del dedo medio de sus manos para estirar los brazos al máximo.

3 Empiece a hacer pequeños círculos con los brazos, manteniendo los omoplatos hacia abajo y estirando los brazos como si quisiera alejarlos de los hombros. Saque pecho durante todo el ejercicio y mantenga el cuello estirado. Ahora incremente el tamaño de los círculos, y concéntrese incluso más en mantener los omoplatos bajos al tiempo que sigue estirando los brazos. Respire profundamente, inhalando durante cinco segundos y exhalando durante el mismo espacio de tiempo; esto le proporcionará el oxígeno suficiente para que pueda trabajar los músculos sin cansarse y no tenga que dejar el ejercicio a medias.

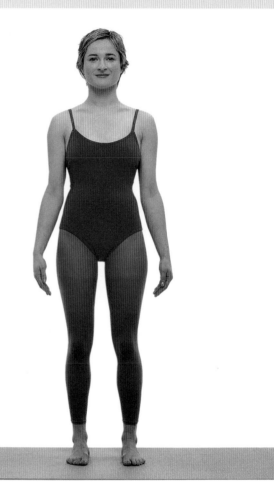

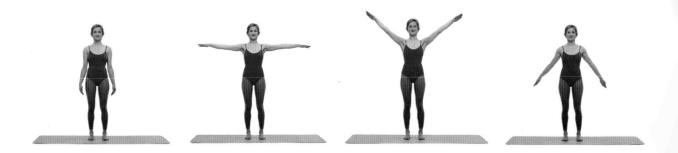

4 Incremente aún más el tamaño de los círculos hasta que los dedos apunten hacia el techo y el suelo. Recuerde que debe mantener los omoplatos hacia abajo. En este punto, para poder realizar estos amplios movimientos sin reducir ritmo, su respiración debe ser aún más profunda. Los dos brazos deben trabajar al mismo tiempo y a la misma velocidad. Debe usted realizar 30 círculos. Cuando termine, repita el ejercicio girando en la dirección opuesta.

comentario del quiropráctico

Las articulaciones de ambos brazos deben situarse en todo momento en el mismo nivel. Mientras realice los movimientos, no permita que un brazo suba más que el otro. Mantenga tensos los músculos abdominales y pélvicos.

Recuerde: Asegúrese de que mantiene el pecho abierto y elevado y los hombros hacia abajo, alejados de las orejas. Recuerde que tiene que mantener activados los músculos abdominales durante todo el ejercicio.

postura de relajación del nadador de espalda

propósito

Establecer una buena alineación y unas buenas pautas de movimiento en todo el cuerpo; mantener el centro corporal firme mientras nos movemos; estirar la columna; y mejorar la coordinación.

1 Adopte una posición de la pelvis y la columna neutral, tendido sobre la espalda apoyando la cabeza en una pequeña almohada. Deje reposar los brazos sobre el suelo, a ambos costados. Coloque las palmas de las manos boca abajo y flexione ligeramente los codos. Doble las rodillas y mantenga los pies algo separados. La columna debe estar en contacto con la colchoneta, excepto en las zonas de las curvaturas naturales. El dorso de la caja torácica también debe estar pegado al suelo.

2 Antes de empezar con el ejercicio, inspire para prepararse. Espire, active el suelo pélvico y meta el ombligo hacia dentro sin perder la alineación. No levante la pelvis. Eleve el brazo derecho hacia el techo e inclínelo luego hacia atrás sin que llegue a tocar el suelo. Mantenga la caja torácica pegada al suelo y estire bien la columna.

3 Inspire y levante su brazo derecho hasta la vertical, estirando los dedos hacia el techo. Coloque entonces el brazo izquierdo en la misma posición, de modo que los dos brazos se extiendan en paralelo, situados a la misma distancia que separa a los hombros, con las palmas de las manos mirando hacia los pies. Mantenga la alineación a lo largo de todo el ejercicio.

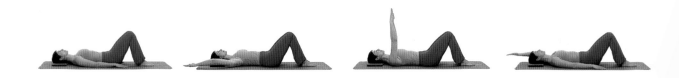

4 Espire. Ahora incline el brazo izquierdo hacia atrás y levante el brazo derecho hacia delante, en la dirección opuesta. Mantenga la alineación y recuerde que debe mantener el dorso de la caja torácica en contacto con el suelo. Los brazos deben estar bien estirados, pero sin llegar a tensarlos. No pegue los codos al cuerpo y mantenga los omoplatos bajos. Relaje la parte frontal de la caja torácica. Invierta el orden de la secuencia y repítala cinco veces.

5 Ahora vuelva a la posición neutral inicial. Compruebe que la alineación es correcta: concéntrese en mantener el ombligo, el pubis y la cadera en el mismo plano. Cuando esté preparado, inspire, a continuación espire, y active el suelo pélvico.

6 Deslice la pierna izquierda por el suelo alejándola de la cadera, al tiempo que mueve el brazo derecho hacia la cabeza, como si nadara de espaldas. Mantenga la pelvis y la columna en posición neutral y los omoplatos bajos. Inspire y, mientras lo hace, vuelva a colocar el brazo y la pierna en la posición inicial.

7 Espire. A continuación desplace el brazo izquierdo hacia atrás y el brazo derecho hacia delante, manteniendo la alineación. No pegue los codos al cuerpo; los brazos deben estar estirados, pero no tensos. Tire de los omoplatos hacia abajo, alejándolos de las orejas. Mantenga la parte frontal de la caja torácica baja. Haga también el ejercicio a la inversa. Repita toda la secuencia cuatro veces más.

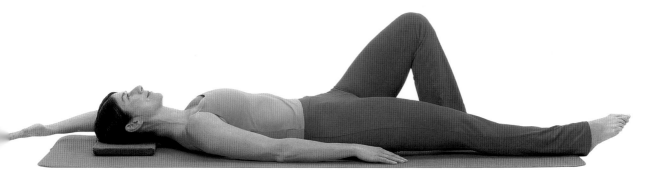

comentario del quiropráctico
Éste es un ejercicio muy recomendable para las espaldas con poca estabilidad. Intente mantener la estabilidad y el control durante los movimientos de brazos y piernas. ¡Para evitar arquear demasiado la columna, no deje de estar pendiente del esfuerzo que realiza con la parte baja de la espalda!

Recuerde: ¡Este ejercicio requiere concentración! Parece fácil, pero, si se hace bien, no lo es en absoluto. Mantenga el dorso de la caja torácica pegado al suelo y los omoplatos hacia abajo.

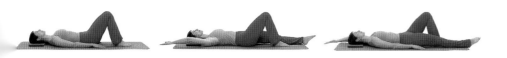

sentado con las piernas abiertas

propósito

Estirar la columna vertebral, ambos lados del tronco, el interior de los muslos y los tendones de la corva y mantener una alineación correcta. Este ejercicio abre los músculos de rotación de los hombros y estabiliza las articulaciones de los mismos.

comentario del quiropráctico

Se trata de un ejercicio ideal para sentir el movimiento simétrico de los hombros manteniendo al mismo tiempo la posición neutral de pelvis y columna. Tenga cuidado: no arquee demasiado la parte baja de la columna vertebral.

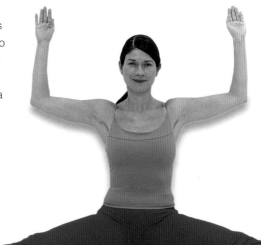

1 Siéntese en el suelo con la espalda y la cadera contra la pared, y las piernas bien estiradas. Colóquese una almohada (o una guía telefónica) bajo las nalgas para evitar curvar demasiado la parte baja de la espalda. Ahora separe las piernas y mantenga las rodillas y los dedos de los pies apuntando hacia el techo y el dorso de la rodillas en contacto con el suelo. Apóyese en el suelo con las manos, situadas a ambos lados de la cadera, y eleve ligeramente la pelvis hasta que pierda contacto con el suelo. Vuelva a sentarse, es decir, deje que las nalgas descansen en el suelo. La parte baja de la espalda debe estar estirada y ligeramente elevada, el cuello erguido y el dorso de la caja torácica pegado a la pared.

2 Inspire y levante ambos brazos resiguiendo la pared en un movimiento circular; no levante los omoplatos ni despegue la caja torácica.

3 Levante los brazos hasta que sus manos puedan tocarse por encima de la cabeza completando así el círculo. Mantenga la alineación y no deje que ni brazos ni manos pierdan el contacto con la pared.

4 Espire mientras da los mismos pasos en sentido inverso. Con el último movimiento devolverá los brazos a su posición inicial. Repítalo cinco veces.

Recuerde: Siéntese erguido, mantenga los omoplatos hacia abajo y eleve el esternón. Mantenga la parte frontal de la caja torácica bien abierta; si la cierra, todo su cuerpo caerá hacia delante. Debe meter el ombligo hacia dentro, de manera que la pelvis no esté inclinada y el coxis apunte directamente hacia el suelo.

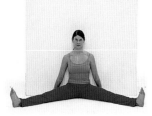
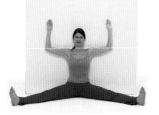
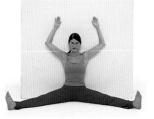
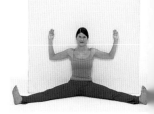

piernas alzadas contra la pared

propósito

Mejorar la concentración y estirar la columna y los tendones de la corva; eliminar la fatiga; y mejorar el estado de las venas con varices. El flujo de la sangre limpia las extremidades inferiores y nutre la parte superior del cuerpo, el cuello y la cabeza.

comentario del quiropráctico

Ésta es una manera excelente de estirar los músculos de los glúteos y los tendones de la corva, pero es muy importante realizar el ejercicio con precaución. Si tiene o ha tenido problemas relacionados con los discos intervertebrales, antes pídale consejo a su médico.

1 Échese apoyando en el suelo el lado derecho de su cuerpo y pegando las nalgas a la pared. Flexione las rodillas hacia el pecho.

2 Gírese con cuidado de manera que la espalda quede bien pegada al suelo y el coxis esté en contacto con la pared. Coloque ambas caderas al mismo nivel y la cabeza apuntando en dirección opuesta a la pared. Poco a poco, vaya estirando una pierna hacia arriba.

3 Ahora extienda la otra pierna en la misma dirección, de manera que las dos extremidades estén rectas y en contacto con la pared. Mantenga los brazos extendidos, pero relajados, algo separados del cuerpo y con las palmas mirando hacia arriba. Respire cómodamente y manténgase en esta posición de uno a tres minutos. A continuación, vaya bajando las piernas flexionando las rodillas, y déjese caer hacia la izquierda hasta volver a la posición inicial.

Recuerde: Si no se encuentra cómodo haciendo este ejercicio, hágalo con la cadera algo separada de la pared.

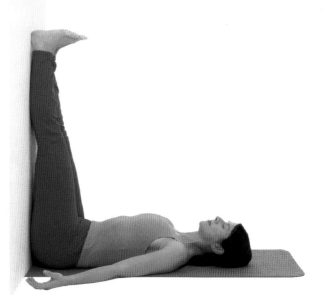

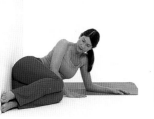
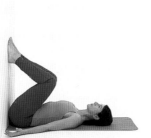
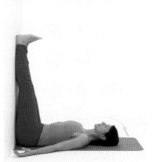

del samasthiti a la postura de la montaña

propósito

Estirar la columna y el cuello; unir el cuerpo y la mente a través de la respiración; tomar conciencia de la propia postura; abrir y fortalecer las articulaciones de los hombros; y aportar elasticidad a los brazos, las manos y los dedos.

1 Póngase de pie en correcta alineación, con los pies poco separados o, si puede mantener bien el equilibrio, totalmente juntos. Mantenga los pies bien firmes sobre el suelo, las piernas rectas, sin juntar las rodillas, y la columna bien estirada.
Eleve el pecho sin arquear la espalda ni hinchar la caja torácica. A continuación, estire el cuello, levantando la cabeza hacia arriba, manteniendo la barbilla paralela al suelo y dejando caer los omoplatos suavemente.
Coloque los brazos bien rectos, mostrando al frente las muñecas y las palmas de las manos, y extienda ligeramente los dedos apuntando hacia el suelo.

2 Inspire mientras va elevando los brazos desde los costados hacia la parte superior de la cabeza. Mantenga las palmas de las manos mirando hacia abajo hasta que llegue a la altura de los hombros.

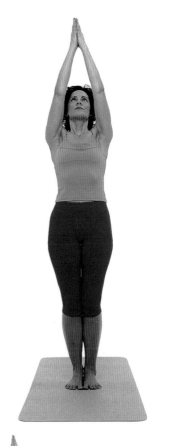

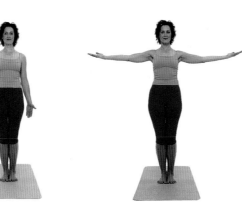

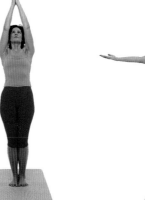

3 A continuación gire las palmas de las manos y colóquelas en posición de rezo, por encima de la cabeza; incline la cabeza ligeramente hacia atrás y dirija la mirada hacia las manos. Déjese caer levemente hacia atrás, manteniendo el pecho elevado y el coxis ligeramente metido hacia dentro. En cuanto alcance esa posición, deje caer la caja torácica. Mantenga los brazos extendidos hacia arriba con las palmas enfrentadas, o, si le resulta más cómodo, tocándose.

4 Espire y vuelva a colocar los brazos en su posición inicial; mantenga las palmas mirando hacia arriba hasta que los brazos alcancen la altura de los hombros.

5 Ahora vuelva a la posición inicial. Repita toda la secuencia cuatro veces más.

Recuerde: En este ejercicio, para conseguir una correcta unión cuerpo-mente, se requiere una respiración vigorosa. No olvide que no debe mover las caderas y que tiene que estirar la columna todo lo que pueda.

comentario del quiropráctico

Haga que los músculos pélvicos participen en el ejercicio. Imagínese cómo los músculos tiran del estómago mientras se va elevando la parte baja de la espalda. ¡Sienta cómo se le expande la columna!

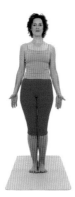

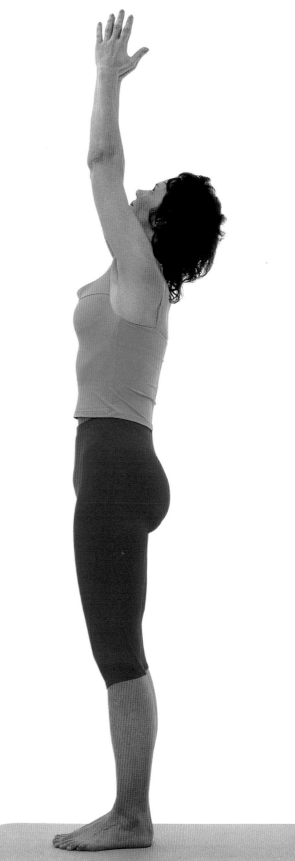

brazos doblados pegados a la pared

propósito

Fortalecer, estabilizar y distender las articulaciones de los hombros; practicar la alineación correcta contra una pared (que es el mejor lugar para hacerlo); y adquirir estabilidad nuclear.

1 Póngase de espaldas a la pared en correcta alineación, con los pies algo separados y situados a unos 30 cm de la pared. Déjese caer hacia atrás hasta que las caderas toquen la pared y pueda apoyar la espalda. Flexione ligeramente las rodillas. Deje descansar la cabeza contra la pared y mantenga la barbilla paralela al suelo. Pegue los brazos a la pared y vaya elevándolos hasta alcanzar la altura de los hombros; doble entonces los codos hasta conseguir un ángulo de 90°. Pegue las manos a la pared mostrando las palmas y con los dedos hacia arriba.

2 Antes de empezar el ejercicio, inspire y después espire. Eleve los brazos unos 12,5 cm hacia arriba sin perder el contacto con la pared. Mantenga el dorso de la caja torácica pegado a la pared y no arquee la espalda.

3 Inspire y vaya deslizando los brazos por la pared hasta volver a la posición inicial intentando en todo momento que las manos, los brazos y el dorso de la caja torácica no se despeguen de la pared. Espire y repita el ejercicio cinco veces.

Recuerde: Brazos, manos y dorso de la caja torácica deben estar siempre en contacto con el muro.

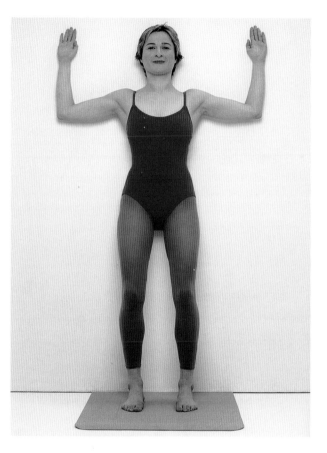

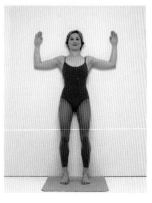
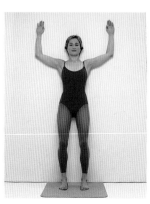
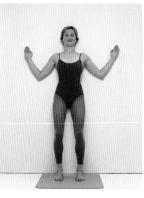

comentario del quiropráctico

Estupendo ejercicio para conseguir estabilidad en la parte baja de la columna. Trabaja los músculos pélvicos y vertebrales y todo el rango de movimientos de los omoplatos.

la silla

propósito

Aprender a adoptar la alineación correcta; estirar la base de la columna; corregir el ángulo entre pelvis y columna. Este ejercicio fortalece los músculos abdominales, muslos y nalgas, y estira el tendón de Aquiles.

1. Sitúese de espaldas a la pared, a unos 45 cm. Separe un poco los pies y manténgalos en paralelo. Déjese caer hacia atrás y apoye la columna vertebral y la cabeza en la pared. Asegúrese de que mantiene las curvas naturales de la espalda. Levante los brazos hacia delante, con las palmas de las manos mirando hacia abajo, hasta que queden bien paralelos al suelo.

2. Inspire, y vaya flexionando las rodillas dejando que la espalda se deslice por la pared hasta que los muslos queden paralelos al suelo. Mantenga los talones pegados al suelo, los pies justo debajo de las rodillas y la columna en contacto con la pared.

3. Espire. Use el suelo pélvico y los músculos abdominales profundos para volver a la posición inicial; mantenga la columna y la cabeza en contacto con la pared, brazos paralelos al suelo y columna estirada. Inspire y repita el ejercicio cinco veces.

Recuerde: En el punto más bajo del ejercicio, los talones deben estar justo debajo de las rodillas, de manera que los muslos y las pantorrillas formen un ángulo recto. Mantenga en todo momento cabeza y hombros pegados a la pared y tirándolos hacia abajo.

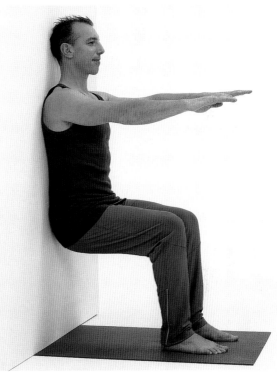

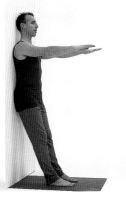
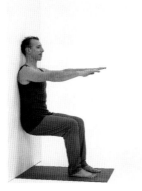
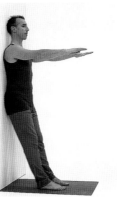

> ### comentario del quiropráctico
> Este ejercicio fortalece los músculos anteriores de los muslos (cuádriceps), y permite adoptar una buena posición neutral de la pelvis.

programa

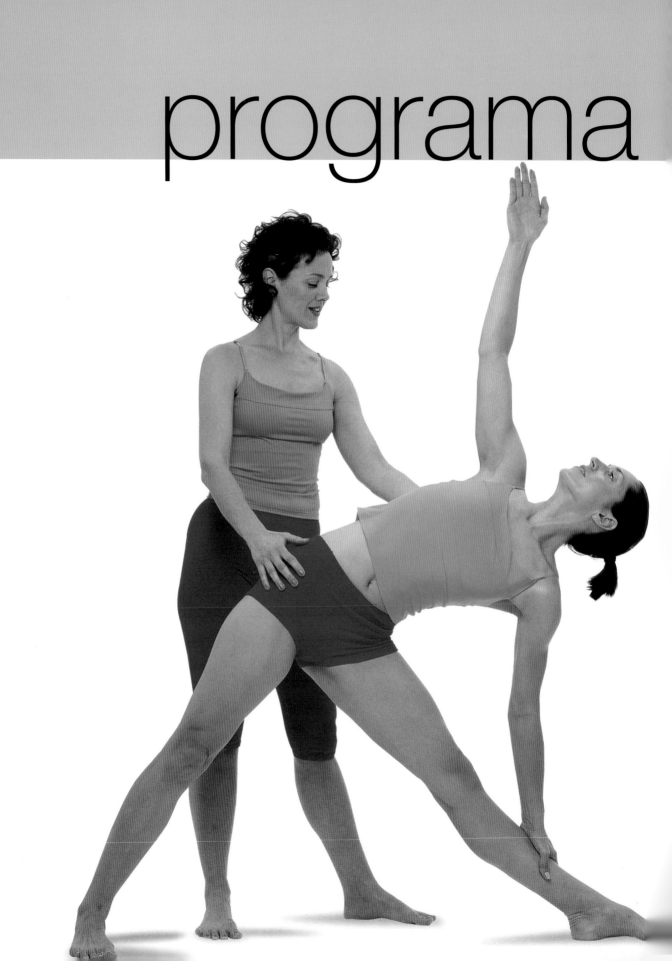

de iniciación

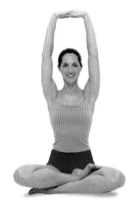

El programa de iniciación le enseñará a trabajar con un núcleo muscular fuerte. Antes de abordarlo, por favor, lea todo el capítulo «Preparación inicial» (véanse págs. 12-23) y asegúrese de que sabe usar el suelo pélvico, respirar lateralmente, y colocar la pelvis y la columna en posición neutral estando tanto de pie, de rodillas como echado en el suelo. Asimismo, no deje de hacer los tres ejercicios de calentamiento (véanse págs. 34-37) antes de empezar. Es conveniente que vaya realizando los ejercicios de este programa hasta que pueda completarlo relajadamente, sin dificultad, sin perder el aliento y sin sufrir dolor alguno. Sólo entonces estará preparado para el reto que supone el programa intermedio.

flexión con apoyo en la pared

propósito

Relajar la columna incrementando el espacio entre las vértebras y permitir que se expandan los discos y se estire la columna; relajar los hombros y el pecho; fortalecer la columna y proporcionarle más flexibilidad; aprender acerca de su articulación; fortalecer los abdominales y el núcleo muscular.

---

1 Sitúese de espaldas a la pared, a unos 30 cm, con los pies en paralelo y ligeramente separados. Déjese caer hacia atrás y apoye la columna en la pared. Flexione levemente las rodillas para estar más cómodo. Asegúrese de que la alineación es correcta y la posición de la pelvis neutral. Inspire y estire bien la columna.

2 Espire. Deje caer la cabeza y el cuello hacia delante. Lentamente, acerque la barbilla hacia el pecho, y deje vencerse por el peso de la cabeza: vaya doblando la columna poco a poco, vértebra por vértebra.

3 Mientras va cayendo hacia delante, relaje los brazos, deje que cuelguen como los de una marioneta. Meta el ombligo hacia dentro para elevar la parte frontal del cuerpo, ayudando así a abrir el dorso del cuerpo.

> **comentario del quiropráctico**
>
> ¡Gran ejercicio de calentamiento de columna! Proceda despacio e intente ser consciente de cada uno de los movimientos segmentarios de la espalda. Sienta la flexibilidad y la fuerza de la misma. Debido a que este ejercicio implica llevar a cabo una flexión de la parte lumbar, consulte con su médico si tiene, o si ha tenido, algún problema de disco o alguna lesión en la parte baja de la espalda.

4 Cuando esté totalmente doblado, inspire, espire, y retorne a la posición inicial, tomando contacto con la pared vértebra por vértebra y presionando el coxis hacia abajo.

5 La cabeza, el cuello y los hombros deben ser los últimos en erguirse. Mantenga la alineación y respire profundamente unas cuantas veces. Repita cinco veces el proceso de la bajada y el de la subida.

Recuerde: Intente doblarse por el centro del cuerpo y evitar caer más hacia un lado u otro. Asegúrese de que su peso está bien repartido entre ambos pies.

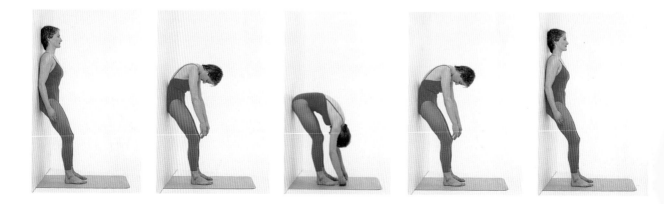

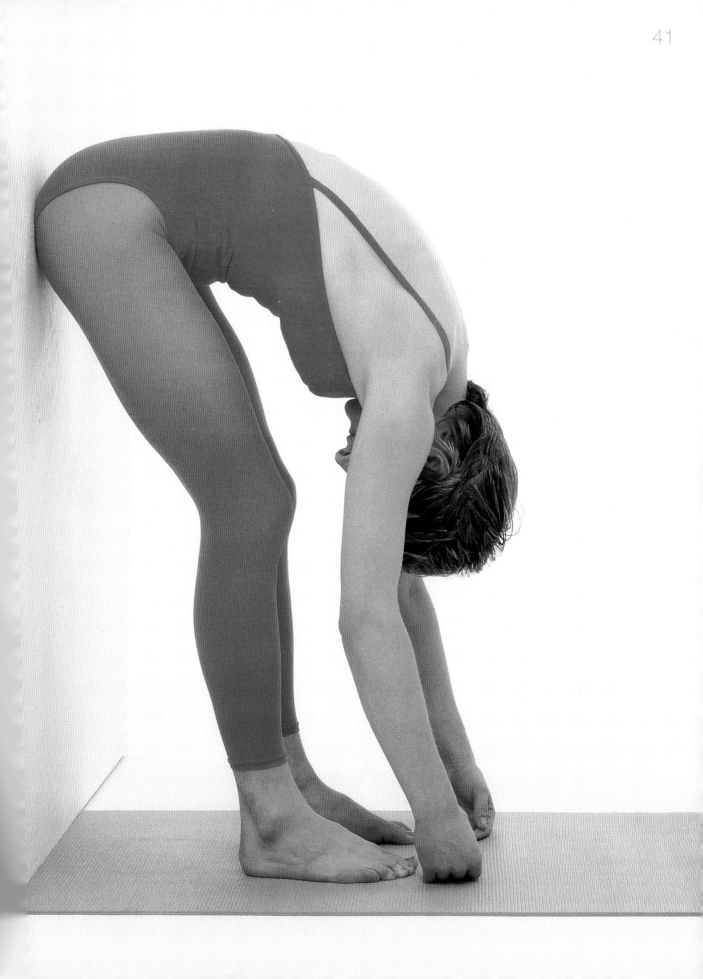

inclinación pélvica en forma de L

propósito

Estirar los tendones de la corva; aprender a estar pendientes de la parte baja de la espalda, y aportar flexibilidad y fortaleza; descargar la tensión de los hombros y la parte superior de la espalda.

1 Póngase de pie frente a una mesilla. Coloque las manos sobre la mesa a la altura de la cadera y algo separadas. Vaya retrocediendo hasta que sus pies se encuentren exactamente bajo la cadera. Déjese caer hacia delante para estirar bien la columna y presione con las manos sobre la mesa. Inspire y eleve las nalgas para estirar la parte posterior de las piernas. Sienta cómo se estira la columna. Expanda el pecho, abra las axilas y ensanche la parte superior de la espalda. Espire, y baje un poco la pelvis y levante el pubis hacia el pecho para estirar la parte baja de la

comentario del quiropráctico

Este ejercicio activa y estira los tendones de la corva, que se sienten fundamentalmente como si fuesen una prolongación de la pelvis. Relaje la parte baja de la espalda y sienta cómo se estira la parte de los hombros. Esto permite que el movimiento tenga lugar entre las articulaciones segmentarias de la columna. Proceda con precaución si tiene algún problema en los hombros o en la parte inferior de la espalda.

espalda. Mueva varias veces la pelvis hacia delante y hacia atrás, respirando a cada movimiento.

Recuerde: Pequeños movimientos producen grandes estiramientos. Este ejercicio está centrado bajo la cadera. Estire adicionalmente la parte superior del tronco balanceando la pelvis hacia arriba y hacia abajo.

elevación con pelota de tenis

propósito

Desarrollar una correcta alineación de pies, tobillos, rodillas y caderas; fortalecer la parte frontal de los muslos y estabilizar los músculos de la rodilla.

1 Póngase de pie en correcta alineación. Colóquese una pelota de tenis entre los tobillos, justo por debajo del hueso. Inspire, estire toda la columna y presione el coxis hacia abajo.

2 Espire. Meta el ombligo hacia dentro activando al suelo pélvico. Póngase de puntillas y apóyese bien con los dedos.

3 Inspire y mantenga la posición. Si pierde el equilibrio, haga el ejercicio cerca de la pared y apóyese con una mano.

4 Espire. Lentamente, manteniendo la columna estirada en todo momento, vuelva a apoyar los talones en el suelo.

Recuerde: Manténgase siempre erguido. Use todos los dedos de los pies. Intente mantener el equilibrio repartiendo equitativamente el peso entre ambos pies.

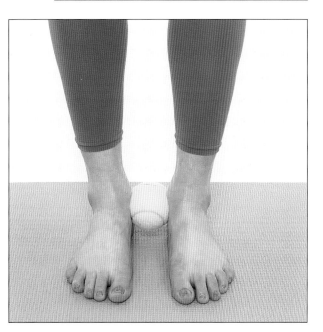

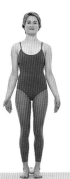
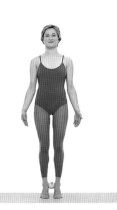
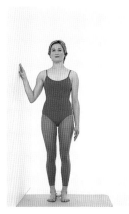
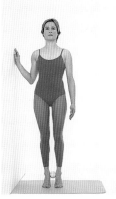

levantamiento de pierna vertical (preparatorio)

propósito

Aprender a mantener el equilibrio y a encontrar y mantener una alineación correcta con ambas piernas; fortalecer las extremidades inferiores; y aprender a estabilizar la pelvis.

1 Póngase de pie en correcta alineación, con la columna estirada, las piernas bien asentadas en el suelo y los pies ligeramente separados. Deje caer los brazos a ambos costados. Inspire, y estire toda la columna. Busque algún punto a la altura de los ojos en el que fijar la mirada, como una ventana o un cuadro: esto le ayudará a mantener el equilibrio.

2 Espire, y active el suelo pélvico metiendo el ombligo hacia dentro mientras levanta la rodilla derecha hacia el pecho sosteniéndola con ambas manos. Mantenga la columna y la pierna izquierda derechas y firmes, y las caderas bien niveladas; para ello, deje caer ligeramente la cadera derecha y eleve la izquierda. Mantenga el torso recto y los dos hombros al mismo nivel. Aguante durante unas cuantas respiraciones, y repita el ejercicio con la otra pierna.

Recuerde: Debe mantener el cuerpo erguido en todo momento, de modo que necesitará tener un buen control abdominal. Intente no inclinarse.

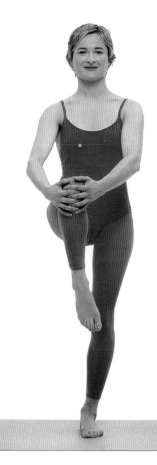

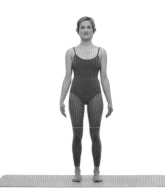

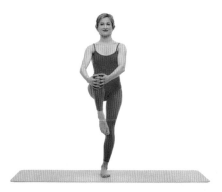

> ### comentario del quiropráctico
> Magnífico ejercicio para practicar el mantenimiento del equilibrio, y aprender a tener conciencia de la parte baja del cuerpo y a controlarla. Mantenga la pelvis equilibrada y firme en todo momento.

conciencia escapular

propósito

Ayudar a que entienda cómo funcionan sus hombros y aislar los músculos de la parte baja del trapecio, que sirven para estabilizar los omoplatos.

1 Sitúese de frente a la pared, a unos 15 cm, con los pies en paralelo y ligeramente separados. Flexione los brazos y apoye los antebrazos y las manos en la pared, justo delante de los hombros. Coloque las manos extendidas, con las palmas enfrentadas, tocando la pared por la parte del meñique. Las puntas de los dedos deben estar a la altura de los ojos. Inspire, y estire la columna vertebral.

2 Espire. Meta el ombligo hacia dentro y dirija los omoplatos hacia la cadera mientras va deslizando las manos por la pared hasta que las puntas de los dedos queden justo por debajo de la barbilla. Inspire

y mantenga esta posición durante un momento. Espire, y vuelva a colocar las manos en la posición inicial. Repetir toda la secuencia cuatro veces.

Recuerde: No se deje caer hacia la pared mientras desliza las manos hacia abajo; esté bien erguido, centrado y con el cuello estirado. Concéntrese en la sensación de la zona de los omoplatos.

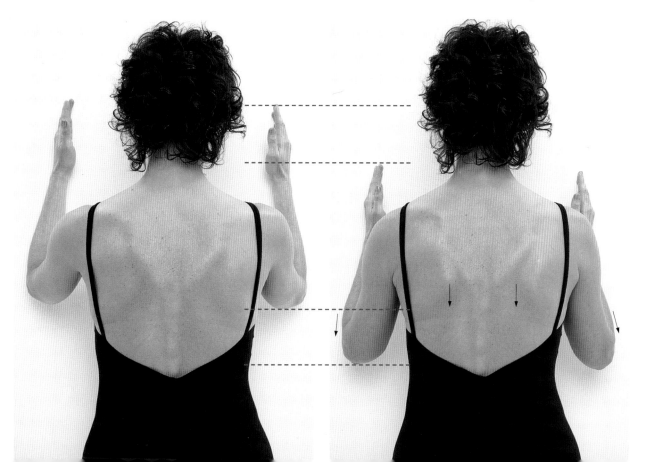

brazos doblados con barra

propósito

Aprender a usar correctamente la parte superior del cuerpo; abrir el pecho y los hombros; fortalecer y estabilizar los hombros; y mantener la alineación del cuerpo mientras se mueven los brazos.

1 Póngase de pie en correcta alineación, y mantenga la columna bien recta. Coja una barra con las dos manos y colóquelas a una distancia algo mayor a la de la anchura de los hombros sin hacer fuerza con los brazos. Inspire, y estire bien la columna vertebral. ¡El palo de una escoba puede servir perfectamente!

2 Espire. Meta el ombligo hacia dentro y mantenga el equilibrio mientras levanta la barra por encima de la cabeza con los brazos bien extendidos, pero sin forzar los codos. Cuando levante los brazos, deje caer los hombros hacia abajo, y manténgalos bien separados de las orejas. No haga fuerza con los hombros e intente no mover la pelvis.

3 Inspire. A continuación espire, y flexione los brazos para acercarse la barra al pecho. Sienta cómo los codos y los omoplatos tiran hacia abajo para hacer el movimiento. Mantenga la cabeza bien erguida, y el cuerpo recto y bien apoyado al suelo.

> **comentario del quiropráctico**
> Mantenga los músculos del estómago activados cuando realice el ejercicio. No arquee demasiado la espalda. Sienta el movimiento por toda la columna y los hombros.

4 Inspire, y estire lentamente los brazos, y vuelva a colocar la barra por encima de la cabeza (paso 2).

5 Espire, y doble los codos para colocarse la barra justo detrás de la cabeza. Sienta cómo los codos y los omoplatos tiran hacia abajo para hacer el movimiento. Mantenga la columna vertebral recta y la cabeza y la caja torácica firmes. Repita toda la secuencia cuatro veces.

Recuerde: No doble la cabeza cuando baje la barra. Mantenga el cuerpo bien alineado y asegúrese de que en todo momento hace el mismo movimiento con ambos brazos; no deje que uno domine sobre el otro.

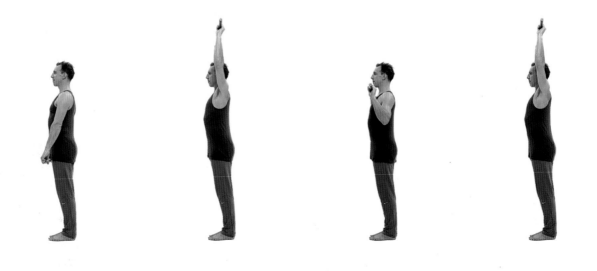

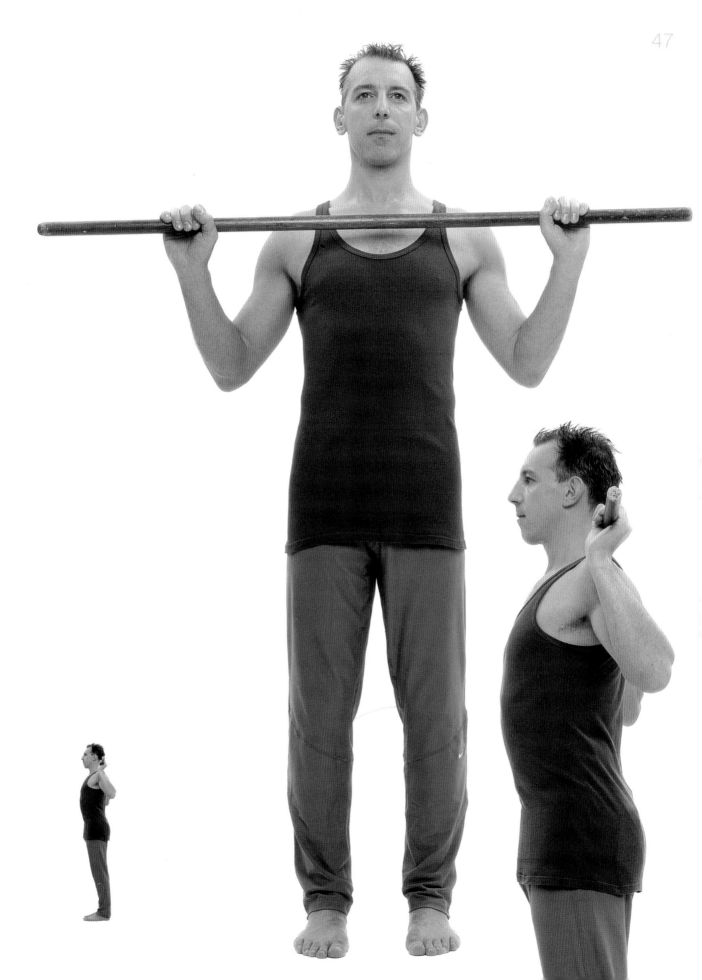

de la postura de la montaña a la flexión de tors

propósito

Fortalecer el núcleo muscular y desarrollar una buena base para la correcta alineación en pie; calentar el cuerpo, y armonizar cuerpo y respiración; fortalecer y estirar bien las piernas; abrir la parte superior del cuerpo; y estirar y fortalecer la columna vertebral. Este ejercicio nos enseña el inicio de la secuencia saludo al sol.

1. Póngase de pie en correcta alineación. Se trata de la postura samasthiti, que ya ha realizado en la secuencia de calentamiento (véase *De samasthiti a la postura de la montaña*, pág. 26).

2. Inspire. Vaya elevando los brazos, desde los muslos hasta la cabeza. Mantenga las palmas de las manos de cara al suelo hasta que los brazos lleguen a la altura de los hombros.

3. Gire las palmas de las manos para colocarlas finalmente en posición de rezo. Si puede, mantenga las manos por encima de la cabeza y dirija hacia ellas la mirada, intentando no subir los hombros. Échese ligeramente hacia atrás desplazando el coxis hacia abajo. Levante bien alto los brazos y estire el cuello separándolo del pecho. De este modo se estira bien la parte delantera del cuerpo.

comentario del quiropráctico

Sienta la relación entre los tendones de la corva y el movimiento de la parte baja de la espalda. Concéntrese en el equilibrio de los músculos que permiten elevar la columna (parte baja de la espalda) y los tendones de la corva. Consulte con su médico si tiene o ha tenido lesiones de columna o disco.

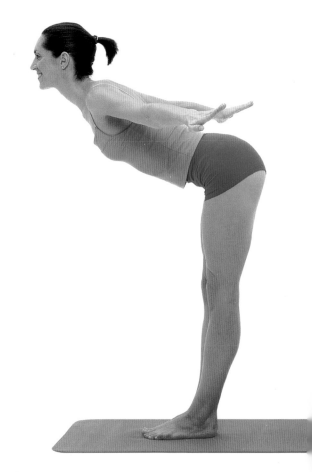

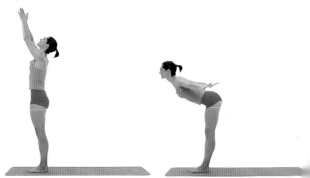

4 Espire. Deslice el torso hacia delante manteniendo la espalda recta y estirada. Coloque los brazos hacia atrás y separados del cuerpo, como si fueran las alas de un aeroplano.

5 Acerque la punta de los dedos de la mano hacia el suelo o cójase de los tobillos (como muestra la fotografía). Deje caer la cabeza de manera que cuelgue libremente, con el cuello relajado, e intente presionar el pecho contra los muslos. Las caderas deben quedar justo encima de los tobillos. Si puede hacerlo sin forzarse, estire bien las piernas.

6 Inspire, y vaya deslizando los brazos de nuevo hacia atrás y hacia fuera hasta volver a la posición número cuatro.

7 Finalice el ejercicio volviendo a la posición número tres. Repita toda la secuencia cuatro veces.

Variaciones: Si se le arquea la espalda, flexione las rodillas. Quienes tengan los tendones de la corva muy tensos también deberían realizar el ejercicio flexionando las rodillas porque tienen un mayor peligro de lesionarse la parte baja de la espalda. Otra opción consiste en flexionar las rodillas cuando se incline hacia delante, apoyando los codos en los muslos. Esto le permitirá estirar la columna sin forzarse.

Recuerde: Mantenga los pies bien firmes en el suelo para no perder el equilibrio. Si tiene dificultades para mantenerlo, separe un poco los pies. Para que la alineación corporal sea correcta, las caderas deben estar en todo momento en la misma vertical que los muslos, las rodillas, las pantorrillas, los tobillos y los pies. Esconda el estómago para estirar la columna y no suba los hombros.

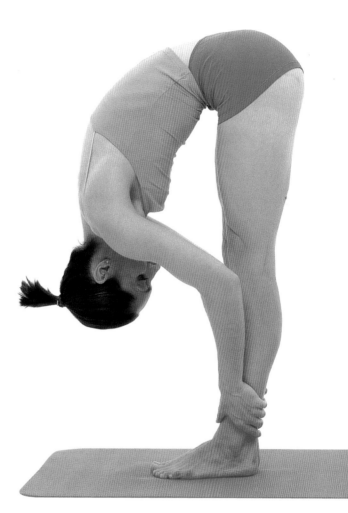

variaciones

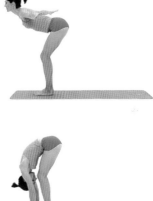

de la flexión de torso a la tijera

propósito

Fortalecer el núcleo muscular y mejorar la circulación. Este ejercicio requiere un considerable trabajo abdominal que permite aportar mayor flexibilidad a las caderas, la columna y las piernas. Con él aprendemos otra parte de la secuencia saludo al sol.

1 Empiece con los estiramientos previos a la postura. Flexión de torso (véanse págs. 48-49), y adopte luego dicha postura: rodillas flexionadas y palmas en el suelo.

2 Inspire, y descargue todo su peso sobre la pierna izquierda. Doble la rodilla derecha y acérquesela a la cara apuntando hacia atrás y ligeramente hacia arriba con la planta del pie derecho.

3 Inspire, y extienda hacia atrás la pierna derecha sin tocar el suelo con la rodilla. Con los dedos del pie derecho en el suelo, empuje hacia atrás con el talón derecho y levante la parte trasera del muslo derecho. La pierna izquierda debería formar un ángulo recto: la rodilla izquierda y el tobillo izquierdo situados en la misma vertical, y el muslo derecho paralelo al suelo. Coloque las puntas de los dedos de las manos un poco por delante de los dedos del pie izquierdo. La columna debe estar bien recta y estirada. Coloque los hombros hacia atrás, como si los alejara de las orejas, y los omoplatos hacia la cintura. Mire al frente y haga unas cuantas respiraciones.

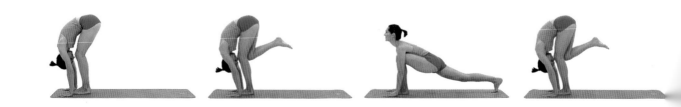

4 Espire, y después avance la pierna izquierda para situarse de nuevo en la posición número dos.

5 Vuelva a la posición inicial, inspire, y después repita el ejercicio con la pierna izquierda. Repetir la secuencia cuatro veces, alternando las piernas.

Recuerde: Use los músculos abdominales para aligerar el peso que soportan las puntas de los pies. Mantenga la columna elevada y ligera. No permita que el estómago se apoye encima del muslo.

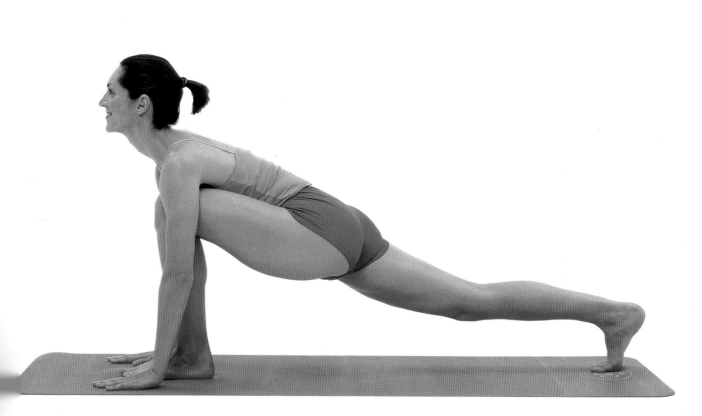

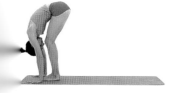

la tabla

propósito

Fortalecer los bíceps, los tríceps, los músculos de los hombros y el pecho, y los abdominales. Como parte de la secuencia saludo al sol, esta posición nos enseña a conectar la fuerza de todo el cuerpo.

1 Póngase a cuatro patas. No arquee la espalda: manténgala siempre recta, en paralelo con el suelo, y con la columna vertebral bien estirada.

2 Inspire, y extienda al máximo la pierna derecha hacia atrás, apoyando bien los dedos de los pies en el suelo. Levante bien el dorso del muslo y empuje con el talón hacia atrás. Note la conexión que se establece entre las nalgas y el talón, a lo largo de todo el dorso de la pierna. En esta posición trabaja toda la pierna.

3 Sin mover las caderas, espire y extienda la pierna izquierda hacia atrás, hasta colocarla al lado de la pierna derecha. Mantenga la tensión en las dos piernas. Presione el dorso de sus muslos hacia atrás, empujando con ambos talones. Meta el estómago hacia dentro, eleve los riñones y active la parte interior de las nalgas y los muslos al elevar el centro de su cuerpo para conectar piernas, cadera y estómago

> **comentario del quiropráctico**
>
> Este ejercicio proporciona fuerza para la estabilización de los hombros. Pero, por favor, tenga cuidado si ha tenido lesiones en las muñecas, porque el peso del cuerpo puede ser excesivo para las articulaciones. Mantenga siempre los músculos abdominales elevados y tensos.

con la parte superior de su cuerpo. Aguante durante 30 segundos, y repita el ejercicio tres veces.

Recuerde: Coloque las manos en la misma vertical que los hombros. Tenga presente que no debe ni levantar demasiado las caderas ni dejarlas caer demasiado: deben estar por debajo de los hombros, pero por encima de los talones. ¡No deje de practicar y lo conseguirá!

tabla/perro/triángulo
propósito

Crear una secuencia fluida; mejorar la circulación; adquirir conciencia de la correcta alineación; desarrollar musculatura en piernas, cadera y nalgas, y conseguir mayor flexibilidad; y abrir el pecho y la espalda.

comentario del quiropráctico

Crear fluidez; fortalecer y conseguir mayor flexibilidad; adquirir conciencia de la correcta alineación; mejorar la circulación; desarrollar la musculatura de piernas, caderas y nalgas.

1 Empiece con la postura de la tabla (véanse los pasos 1-3 en la página anterior). Mantenga las piernas juntas y firmes. Apóyese bien en los dedos de los pies y empuje para elevar los talones. Mantenga todos los músculos activados para conectar la parte alta y baja del cuerpo y conseguir una buena postura.

2 Espire y levántese hasta colocarse en la postura del perro. Eleve la cadera y tire de los hombros hacia atrás. Acerque los talones al suelo. Estire la columna vertebral y los brazos y, si es posible, también las piernas. Para pasar de una postura a otra suavemente, hay que hacer fuerza con las piernas y el estómago. Respire unas cuantas veces en esta posición para estabilizarse y prepararse para el paso 3 (continúa en la página 54).

tabla/perro/triángulo
propósito

Crear fluidez; fortalecer y conseguir mayor flexibilidad; adquirir conciencia de la correcta alineación; mejorar la circulación; desarrollar la musculatura de piernas, caderas y nalgas.

comentario del quiropráctico

Excelente ejercicio para abrir y estirar los músculos pélvicos, los músculos profundos de la espalda y los músculos de la ingle. Esté atento a la posición de las rodillas para prevenir lesiones. Se trata de una posición difícil pero clave para adquirir mayor flexibilidad en la columna vertebral.

3 Partiendo de la postura del perro, espire, y dé un paso hacia delante con la pierna izquierda y coloque el pie izquierdo junto a la mano izquierda. Abra bien el pecho, no curve la columna y no eche los hombros hacia delante. Mantenga las manos pegadas al suelo a ambos lados de la pierna izquierda. Respire profundamente para estabilizarse.

4 Inspire, estire bien la pierna izquierda y, tras girar el pie izquierdo unos 45 grados, apoye el talón de dicho pie en el suelo. Deje descansar suavemente la mano izquierda sobre la espinilla izquierda. Levante el brazo derecho y manténgalo bien estirado, con la palma de la mano abierta y los dedos apuntando hacia arriba. Asegúrese de que el talón del pie izquierdo está alineado con el arco del pie derecho, y mantenga ambos pies bien firmes sobre el suelo. Estire la columna tirando de la cadera hacia atrás. Deslice el coxis hacia abajo. El interior de los muslos no deben mirarse. Mantenga el pecho abierto, los hombros hacia atrás, especialmente el derecho, y los brazos totalmente extendidos. Estire el brazo derecho tanto como pueda; no deje

caer todo su peso sobre la mano que descansa encima de la pantorrilla izquierda. Si no le resulta incómodo, mire hacia su mano derecha. Eche los omoplatos hacia atrás, en dirección a la cadera. Mantenga esa posición durante cinco respiraciones, y a continuación deshaga la secuencia, y vuelva a la posición de la tabla. Repita el ejercicio con cada costado.

Recuerde: Esta postura es difícil. La parte superior de la cadera tenderá a desplazarse hacia delante y hacia abajo. Imagine que el cuerpo se halla presionado entre dos placas de cristal. Trabaje con perseverancia y verá cómo progresa. Si tiene los tendones de la corva tensos, apoye la mano izquierda en una superficie más alta, como algunos libros o un bloque de espuma. Otra opción es colocar la mano izquierda en la pierna, pero un poco más arriba, o doblar ligeramente la rodilla de la otra pierna.

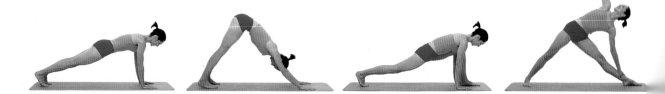

la mesa invertida

propósito

Abrir el pecho; abrir y fortalecer los hombros; y fortalecer la parte dorsal del cuerpo.

1 Siéntese en el suelo con las piernas juntas y estiradas. Eleve el esternón y coloque los omoplatos hacia abajo. Estire bien toda la columna, hasta la punta de la cabeza. Ponga las manos a unos 30 cm por detrás de la cadera, justo debajo de los hombros, con las palmas pegadas al suelo y los dedos apuntando hacia los pies. Inspire.

2 Espire, y levante la cadera y el pecho. Apoye firmemente los pies en el suelo para estirar bien las piernas. Asegúrese de que su cuerpo forma una larga línea recta que parte de los pies para llegar hasta el cuello. No deje caer la cabeza hacia atrás porque se le podrían comprimir las vértebras. Intente, en cambio, estirar bien el cuello: tire ligeramente la cabeza hacia arriba y mire al frente.

3 Si el paso 2, con la cadera levantada y las piernas rectas, le resulta demasiado difícil, pruebe a modificarlo doblando las piernas. Desde la posición sedente, flexione las rodillas y deslice los pies hacia las nalgas hasta que se

comentario del quiropráctico

Éste es un gran ejercicio para abrir la parte frontal de los hombros y la caja torácica. Pero, por favor, tenga cuidado de no extender demasiado las articulaciones de las muñecas, y acuda a su médico si tiene o ha tenido problemas en las muñecas o en los hombros.

encuentren en la misma vertical que las rodillas. A continuación, levante las caderas y el pecho, de manera que la columna quede paralela al suelo. Eche los hombros hacia atrás, estire bien los brazos rectos y coloque las manos justo debajo de los hombros. Mantenga la vista al frente.

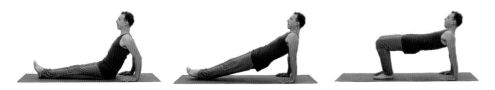

Recuerde: Mantenga los músculos tensos, las axilas y el pecho elevados, y los brazos, cara atrás.

el nadador de espalda

propósito

Mantener el torso estable y firme mientras se mueven los brazos; adquirir estabilidad; estirar la columna.

1 Colóquese una almohada fina bajo la cabeza y tiéndase en la postura de relajación. Empiece el ejercicio colocando la pelvis y la columna en alineación neutral, y los brazos a ambos lados con las palmas mirando hacia el suelo. Inspire.

2 Espire, y meta el ombligo hacia dentro manteniendo en todo momento la correcta alineación. Levante el brazo derecho y apunte con los dedos hacia el cielo y vaya dejándolo caer hacia atrás hasta que esté a punto de tocar el suelo. Mantenga la correcta alineación y el dorso de la caja torácica pegada al suelo.

3 Inspire, y vaya levantando el brazo derecho hasta que las puntas de los dedos vuelvan a apuntar hacia el cielo. A continuación, coloque el brazo izquierdo en la misma posición, de manera que ambas extremidades se eleven, bien rectas, por encima del pecho, en la misma vertical que los hombros, y con las palmas de las manos mirando hacia los pies.

4 Espire, y vaya dejando caer el brazo izquierdo hacia atrás y el derecho hacia delante, sin perder la correcta alineación. Mantenga los brazos bien estirados, pero distendidos: no los doble. Mueva los omoplatos hacia la cintura, y mantenga la parte frontal de la caja torácica baja. Deshaga la secuencia y repítala completa cuatro veces.

Recuerde: Mantenga los brazos despegados del torso, y asegúrese que cuando los tenga extendidos hacia atrás no estén en contacto con las orejas.

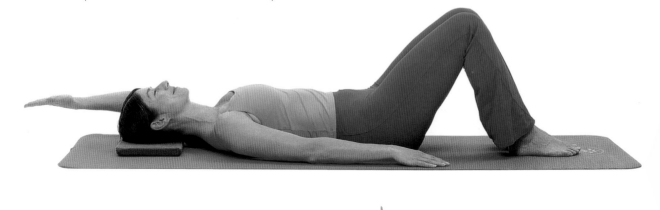

elevaciones de pelvis

propósito

Aprender a articular la columna para que adquiera mayor flexibilidad y fortaleza; desbloquear las áreas de la columna que pueden estar tensas; incrementar el espacio intervertebral y mejorar la salud de los discos; fortalecer los muslos y las nalgas.

1 Tiéndase en la postura de la relajación, con los brazos bien distendidos a ambos lados y las rodillas flexionadas. Coloque los pies en paralelo y vaya separándolos hasta que queden alineados con la cadera. Asegúrese de que su cuerpo está correctamente alineado. Si así lo desea, puede prescindir de almohada y apoyar la cabeza directamente en la esterilla. Inspire para prepararse.

2 Espire, active su suelo pélvico y meta el ombligo hacia dentro mientras presiona el suelo con las caderas. Eleve el coxis primero, y después las nalgas, la cintura, la parte baja de la espalda y, finalmente, la parte media. Mantenga los omoplatos firmemente pegados al suelo cuando alcance la parte más alta de la ascensión. A medida que vaya subiendo, despegue la espalda del suelo vértebra a vértebra.

3 Inspire, mantenga la posición y prepárese para volver al paso 1. Espire, y, vértebra a vértebra, vaya bajando primero la caja torácica, después la cintura, y finalmente las caderas. Repita la secuencia completa cuatro veces.

---

comentario del quiropráctico

Este ejercicio activa los músculos de los glúteos, los principales culpables de la inestabilidad lumbar y pélvica. Una espalda fuerte necesita unas nalgas fuertes. Concéntrese en la parte baja de la espalda y mantenga la pelvis y la columna en posición neutral.

Recuerde: A medida que se despegue del suelo, empuje hacia delante con las rodillas para estirar bien la columna. Cuando inicie la secuencia inversa, mantenga las caderas tan arriba como le sea posible hasta el último momento; de este modo también estirará la columna. Apoye los pies en el suelo con firmeza para evitar que su cuerpo se incline durante la bajada o en la subida. Baje ambas caderas a la vez. No levante demasiado el cuerpo en la ascensión: no debe arquear la espalda en ningún momento, y, cuando haya alcanzado el punto álgido, relaje la caja torácica.

flexión de rodilla

propósito

Aprender a mantener la pelvis firme y estable cuando las piernas se hallan alzadas y en movimiento; desarrollar concentración, atención y autoconciencia; aprender la importancia de los pequeños movimientos.

1 Empiece con la postura de la relajación. Tiéndase de espaldas con los brazos a ambos lados y una almohada debajo de la cabeza. Inspire para prepararse.

2 Espire mientras mete el ombligo hacia dentro. Levante el talón izquierdo y, después, muy despacio, vaya despegando el resto del pie del suelo (los dedos al final). Suavemente, con la pierna doblada, vaya levantando la rodilla izquierda hasta que se encuentre justo encima de la cadera. Apunte hacia delante con los dedos del pie, y asegúrese de que están al mismo nivel que la rodilla, de manera que toda la espinilla quede paralela al suelo. Mientras levante la rodilla izquierda, deje que el muslo de su pierna derecha descanse sobre la cadera. Mantenga las caderas pegadas al suelo y la pelvis en posición neutral. Coloque las manos en las caderas para comprobar que no tira de la pelvis al mover las piernas. No olvide presionar el suelo con las nalgas.

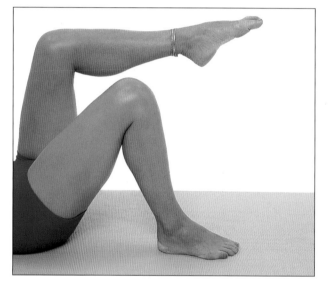

3 Espire y vuelva a la posición inicial. A continuación, realice el ejercicio con la otra pierna. Repítalo cuatro veces con cada pierna.

Recuerde: No mueva la pelvis cuando levante o baje la pierna. Si empieza a temblar, ralentice el movimiento. La pelvis debe estar siempre en posición neutral. Para estabilizarse, no descargue todo el peso sobre el pie que se apoya en el suelo. Mantenga su centro bien estable. Practique mucho: ¡este ejercicio es más difícil de lo que parece!

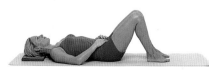

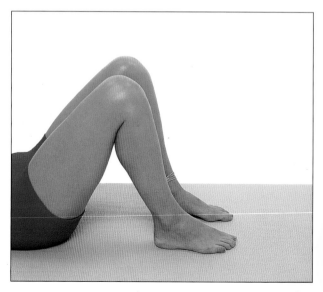

la palanca baja

propósito

Reforzar los abdominales profundos y estirar la columna vertebral, y confirmar el uso correcto del suelo pélvico y los músculos abdominales profundos. Si lleva a cabo la elevación con la pelvis en posición neutral y no saca el estómago hacia fuera, debería realizar el ejercicio de forma correcta.

1 Tiéndase en la postura de la relajación (no necesita almohada para este ejercicio).

2 Agárrese la cabeza por detrás entrelazando ambas manos. Separe los codos del suelo y apunte con ellos hacia el cielo, pero sin presionarse la cabeza con los brazos. Inspire para prepararse.

3 Espire, meta el ombligo hacia dentro y eleve la parte superior del cuerpo. Primero, acérquese la barbilla al pecho mientras distiende el esternón. A continuación, vaya despegando la espalda del suelo vértebra a vértebra. No levante el coxis del suelo para poder mantener la pelvis en posición neutral. Mire

comentario del quiropráctico

Vigile la presión que aplica a la cabeza y al cuello. Debe sentir el ejercicio en su estómago, no en el cuello. ¡Para que la parte baja de la espalda sea fuerte es esencial mantener sanos los músculos del estómago!

hacia el pubis y asegúrese de que el estómago no se hincha. Inspire, vuelva a la posición inicial y repita el ejercicio cuatro veces.

Recuerde: No pierda en ningún momento la posición neutral. No tire del cuello. Mantenga la barbilla a unos cuantos centímetros de distancia del pecho. Desde el pubis hasta el esternón el cuerpo debe estar totalmente plano. ¡No haga un ovillo con el cuerpo!

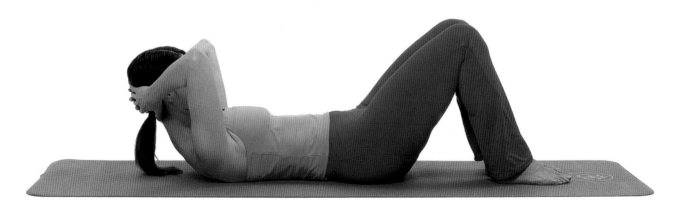

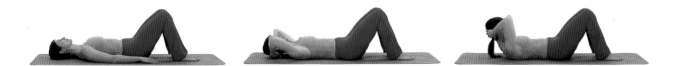

los cien

propósito

Aprender una técnica de respiración; fortalecer los abdominales profundos y el núcleo muscular; mantener una correcta alineación, especialmente en la parte de los hombros; y mejorar la circulación. Este ejercicio se usa frecuentemente como calentamiento para otros ejercicios.

1 Empiece el ejercicio colocando la columna y la pelvis en posición neutral, la cabeza encima de una fina almohada, y los brazos a los costados. Respire profundamente: inspire y espire durante cinco segundos, mientras mueve los brazos hacia arriba y hacia abajo, elevándolos unos 15 cm del suelo. Inspire profundamente y expanda la parte baja de la caja torácica durante cinco segundos mientras va moviendo los brazos arriba y abajo. A continuación, espire profundamente durante otros cinco segundos, sin dejar de mover los brazos. Repetir el ejercicio.

2 Ahora espire y, mientras lo hace, levante una de las piernas y vaya acercándose la rodilla hacia el pecho hasta que se encuentre justo encima de la cadera. Asegúrese de no mover la pelvis.

3 Doble la otra pierna, de manera que ambas rodillas queden situadas justo encima de la pelvis, los pies a la misma altura de las rodillas, y las pantorrillas paralelas al suelo. Apunte hacia delante con los pies y mantenga los muslos bien juntos por la parte interior. Siga moviendo los brazos y respirando profundamente según lo hemos descrito en el paso anterior.

4 Mientras espira, flexione la parte superior del cuerpo hacia delante, acercando la barbilla al pecho. Mantenga los omoplatos hacia abajo y la pelvis en posición neutral, como lo hizo en el ejercicio anterior. Tire de los hombros hacia abajo, como alejándolos de las orejas, mientras continúa dirigiendo los omoplatos hacia la cintura. Apriete las nalgas y el interior de los muslos para estabilizarse. Siga metiendo el ombligo hacia dentro e intente mantener la parte baja de las piernas paralela con respecto al suelo. Siga moviendo los brazos arriba y abajo, y respirando profundamente durante 100 segundos. Es importante mantener una correcta alineación. Doble primero una de las piernas y luego la otra para devolverlas al suelo. Finalmente, apoye la cabeza, el cuello y los hombros sobre la almohada.

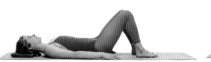
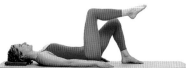
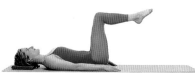

Recuerde: Si siente mucha tensión en el cuello, póngase una mano en la nuca para sostenerlo, y después vaya alternando los brazos hasta que acabe el ejercicio. En el momento de estirar los brazos, es importante que mueva los omoplatos hacia atrás. Concéntrese en su pubis y asegúrese de que su estómago no se hincha. Mantenga el pecho abierto y deje un pequeño espacio entre la barbilla y el pecho para no forzar el cuello. Intente respirar de la manera más relajada posible.

comentario del quiropráctico

Este ejercicio potencia la estabilidad y la fuerza, de manera que tendrá que activar el estómago y la columna. ¡No arquee la parte baja de la espalda!

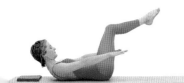

palanca con fular

propósito

Fortalecer los abdominales profundos y estirar la columna; trabajar el conjunto del cuerpo, manteniéndolo abierto, firme y estirado al mismo tiempo.

1 Empiece sentándose en el suelo con la espalda erguida, los pies bien estirados y las rodillas flexionadas. Coloque los pies en paralelo y juntos. Levante el suelo pélvico y los músculos abdominales profundos, como si pudiese despegar las nalgas del suelo. Mantenga esta posición, inspire y prepárese para dejarse caer hacia atrás.

2 Espire, y meta el ombligo hacia dentro. Tire de su pelvis hacia atrás, y vaya dejándose caer intentando tomar contacto con el suelo vértebra a vértebra. Mantenga los brazos abiertos y los codos relajados. Mire hacia delante. Asegúrese de que su estómago no se hincha.

3 Déjese caer hasta que los hombros tomen contacto con el suelo. A continuación, relaje el cuello, la cabeza y los brazos y deje que descansen sobre el suelo.

4 Ahora se encuentra en la posición correcta para empezar a incorporarse de nuevo. Inspire para prepararse; espire, y haga el movimiento a la inversa hasta recuperar la posición neutral. En primer lugar, acérquese la barbilla al pecho, y, a continuación, levante la cabeza, después el cuello y finalmente los hombros. Manteniendo los brazos extendidos y separados del cuerpo, y los codos distendidos, complete la subida despegando la columna del suelo vértebra a vértebra. ¡Asegúrese de no sacar el estómago hacia fuera!

Recuerde: Mantenga los talones firmemente pegados al suelo durante todo el ejercicio, y tire los omoplatos hacia atrás, en dirección a la cintura. Deje que el fular se deslice entre sus dedos para dejarse caer: cuando tense los abdominales para mantener la parte frontal del cuerpo curva, destense los brazos, relaje la columna y vaya apoyándola al suelo vértebra a vértebra. Mantenga abierta la zona del pecho. Intente no tocarse las piernas.

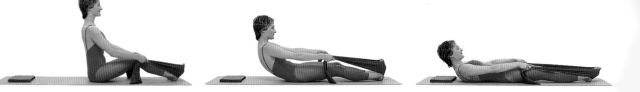

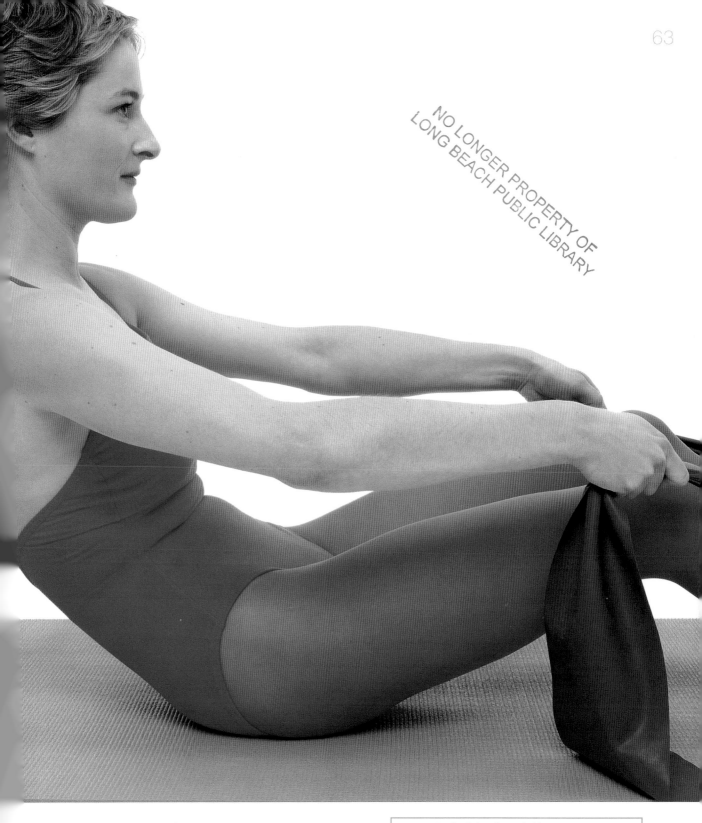

comentario del quiropráctico

Excelente ejercicio para sentir el movimiento de cada
componente de la columna lumbar y torácica. Apóyese en una
superficie blanda: una colchoneta, por ejemplo. Mantenga el
cuello estirado. Consulte con su médico si tiene o ha tenido
lesiones en la parte baja de la espalda.

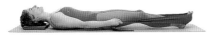

la zambullida del cisne (preparatorio

propósito

Conseguir controlar mejor el cuerpo, fortalecer la parte baja de la espalda y los abdominales profundos para sostener la espalda en estos movimientos. Integrar la fuerza de todo el cuerpo; estirar la columna vertebral; y abrir la parte frontal del cuerpo.

comentario del quiropráctico

Ejercicio excelente para fortalecer los músculos extensores de la espalda y aportarles mayor flexibilidad. ¡Fantástico para fortalecer las nalgas! No arquee en demasía la columna si siente alguna incomodidad. Consulte con su médico si tiene o ha tenido problemas de disco o de columna vertebral.

1 Tiéndase boca abajo sobre una colchoneta, con las piernas separadas, y la columna estirada y en posición neutral con la pelvis. Flexione los codos y coloque los antebrazos en paralelo, pegados al suelo cerca de la caja torácica, y las palmas de las manos en contacto con la esterilla. En esta posición sus músculos abdominales están tensos y mantienen el ombligo hacia dentro. No apoye el estómago en el suelo. Mantenga el pubis hacia abajo y tense nalgas y muslos. Apunte hacia atrás con los dedos de los pies para estirar bien las piernas. Inspire para prepararse.

2 Espire. Presione con los codos y las palmas de las manos y levante la cabeza. A continuación suba los hombros y el pecho. Mantenga los codos pegados al suelo y deje caer los omoplatos hacia atrás.

3 A medida que se vaya levantando, vaya estirando los brazos, pero mantenga los hombros hacia abajo, alejados de las orejas; llegará un momento en que tendrá que despegar los codos del suelo. Levante el pecho tanto como pueda. Tendrá que hacer fuerza con las piernas: estírelas bien.

4 Inspire, y deshaga el movimiento anterior hasta recuperar la posición inicial. Repita toda la secuencia cuatro veces.

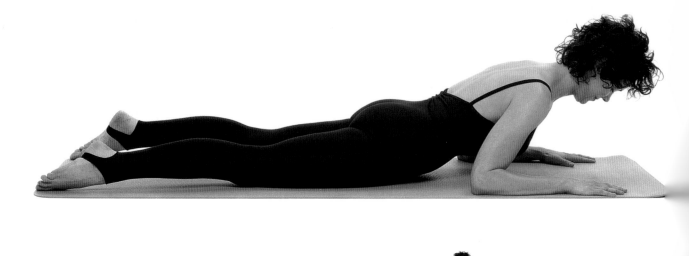

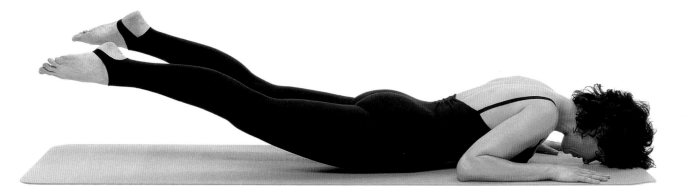

5 Espire. Presione hacia abajo con los codos y las manos bien abiertas para estabilizar la parte alta de la espalda y los hombros antes de empezar a levantar las piernas del suelo. Meta el estómago hacia dentro.

6 Levante las piernas del suelo sin dejar de presionar con los codos y las palmas de las manos, y manteniendo los hombros nivelados. Haga fuerza hacia abajo con los omoplatos. Apoye la frente en el suelo y estire bien el cuello.

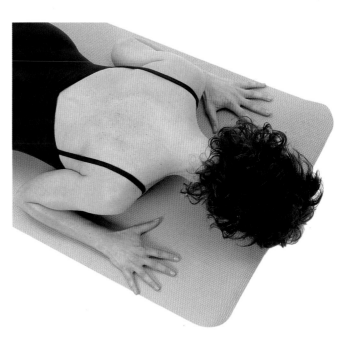

7 Si puede hacerlo sin esforzarse en exceso, continúe levantando las piernas hasta que los muslos se separen del suelo. Manténgase unos segundos en esta posición e inspire. A continuación, deshaga los anteriores movimientos hasta recuperar la posición inicial. Repita el ejercicio cuatro veces.

Recuerde: Meta el estómago hacia dentro durante toda la secuencia para que las nalgas y el dorso de las piernas trabajen. No debe sentir ningún dolor en la parte baja de la espalda.

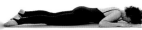 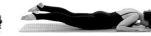 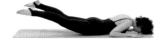

levantamiento lateral de piernas

propósito

Trabajar con un núcleo muscular fuerte que permanece firme mientras subimos y bajamos las piernas; mejorar el equilibrio; y tonificar las caderas, las nalgas, los muslos y el estómago.

1 Tiéndase en el suelo sobre su costado derecho, en perfecta alineación. Apoye la columna en el borde posterior de la colchoneta y los pies en la parte delantera de la misma. Coloque la palma de la mano izquierda bien plana en el suelo, enfrente de su caja torácica, y sosténgase la cabeza con la otra mano. Mantenga los hombros hacia atrás y no curve el pecho. Asegúrese de que ambas caderas están en la misma vertical, de que no adelanta más un hombro que el otro y de que la pierna izquierda está justo encima de la derecha. Junte los pies y estírelos bien. Inspire para prepararse.

2 Espire. Meta el ombligo hacia dentro activando el suelo pélvico y levante ambas piernas del suelo. Presione una pierna contra la otra para que ambas trabajen por igual. Levante las piernas sólo hasta la altura de la cadera. Mantenga la cintura separada del suelo. Para no perder el equilibrio, en lugar de intentar elevar más las piernas, estírelas bien. Inspire, baje las piernas y repita el ejercicio diez veces.

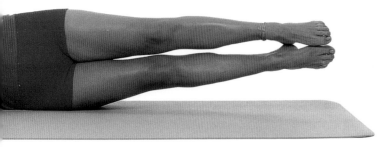

Recuerde: Suba y baje las piernas poco a poco. Meta el ombligo hacia dentro, y mantenga la barbilla alejada del pecho, los hombros hacia atrás y la caja torácica abierta.

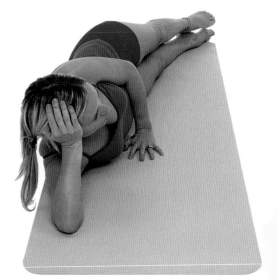

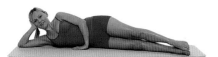

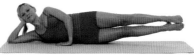

el escarabajo muerto

propósito

Estirar la cintura, los tendones de la corva, el interior de los muslos y la parte baja de la espalda.

1

Tiéndase de espaldas y acérquese las rodillas al pecho. Agárrese los pies por la parte interior sujetándose los tobillos con los pulgares. Asegúrese de que las plantas de los pies miran hacia el techo. Eleve los talones y tire de los dedos de los pies hacia abajo. Con mucha suavidad dirija las rodillas hacia el techo, pero manteniendo siempre la cadera pegada al suelo. Estire bien la columna.

Recuerde: No debe perder el aliento. Mantenga el cuello estirado y apoye la cabeza en el suelo. Asegúrese de que los tobillos se encuentran en la misma vertical que las rodillas y que la columna va pegándose cada vez más al suelo.

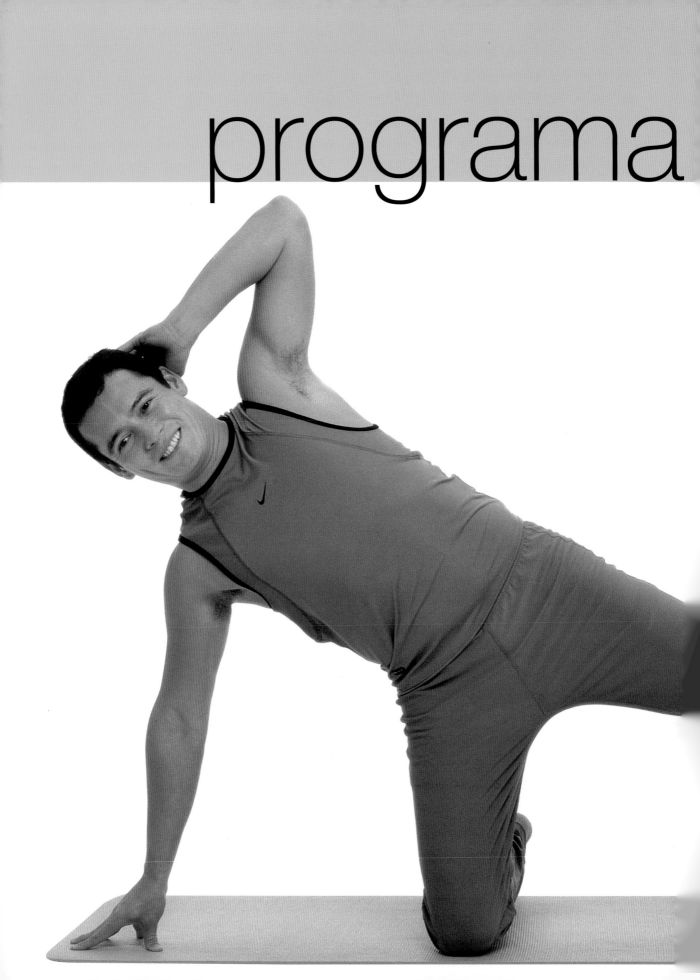

programa

intermedio

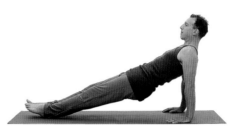

El programa intermedio presupone que usted ya puede trabajar con el suelo pélvico, respirar lateralmente, conseguir la alineación correcta y, por consiguiente, completar el programa de iniciación de forma relajada. Otro importante supuesto es que es capaz de trabajar con un núcleo muscular fuerte y un adecuado control. Estos ejercicios pondrán a prueba su fortaleza una vez más; son más complejos y demandan una mayor precisión. Tómese su tiempo y fíjese en los detalles. Antes de empezar complete los tres ejercicios de calentamiento (véanse págs. 34-37) y lea las instrucciones con atención, sin dejar de fijarse en las fotografías que ilustran las secuencias de todos los ejercicios.

flexión de torso

propósito

Distender la columna estirándola, incrementar el espacio que ocupan los discos y permitir con ello que dichos discos se expandan; relajar los hombros y el pecho aportando flexibilidad a la columna y fortaleciéndola; fortalecer los abdominales y adquirir resistencia.

1. Póngase de pie con los pies en paralelo y algo separados. Mantenga las rodillas relajadas. Inspire y estire la columna.

2. Espire. Incline poco a poco la cabeza y, a continuación, vaya dejando caer el cuerpo hacia delante. Dirija la barbilla lentamente hacia el pecho y deje vencerse por el peso de la cabeza: vaya arqueando la columna, vértebra a vértebra. Mantenga la cadera en su lugar y los brazos relajados a ambos lados del cuerpo.

3. A medida que se vaya acercando al suelo, haga fuerza con el ombligo hacia dentro para no dejar caer la parte frontal del cuerpo y, de este modo, ayudar a dilatar la espalda. Inspire. Espire, y empiece a erguirse vértebra a vértebra hasta recuperar la posición inicial. Presione el coxis hacia abajo. La cabeza, cuello y hombros deben ser los últimos en ascender.

Recuerde: Intente doblarse por el centro del cuerpo y asegúrese de repartir bien el peso y no desequilibrarse al hacer el ejercicio.

comentario del quiropráctico

Este ejercicio implica llevar a cabo una flexión hacia delante y tener estabilidad en la parte baja de la espalda; consulte con su médico si tiene o ha tenido algún problema de disco. Cuando se deje caer hacia delante, sienta cómo se va separando cada segmento de la columna, y van desapareciendo las tensiones.

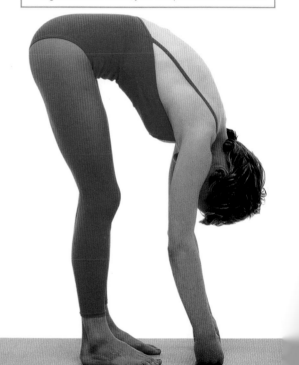

flexiones de pelvis (en pie)

propósito

Fortalecer la columna y aportarle mayor flexibilidad; fortalecer la parte baja de los abdominales y activar la zona baja de la espalda.

1 Póngase de pie con los pies en paralelo y algo separados. Flexione las rodillas y déjese caer hacia delante, apoyando las manos sobre los muslos. Mantenga la columna estirada y plana, y aleje los hombros de las orejas. Inspire, estire la espalda y tire las nalgas hacia arriba. Eche los hombros hacia atrás y levante la cabeza, como si quisiera formar una «C» con la columna. Mantenga las piernas en la misma posición durante todo el ejercicio.

2 Espire, y cambie el sentido del movimiento intentando formar una «C» en la dirección opuesta. Dirija la barbilla hacia el pecho, contraiga los músculos abdominales y meta el ombligo hacia dentro, de manera que el pubis se acerque al pecho. Mantenga las piernas en tensión.

Recuerde: Cuando la pelvis se desplaza hacia delante y hacia atrás, toda la columna participa en el movimiento. Mantenga las piernas en la misma posición.

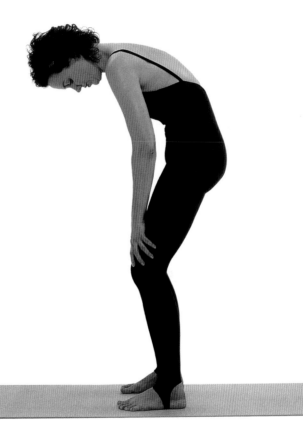

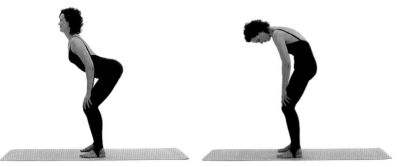

> *comentario del quiropráctico*
>
> Flexione y estire con suavidad la columna media y baja. Realice sólo los movimientos que no le produzcan dolor. ¡Sienta cómo cobra vida la columna!

levantamiento de pierna vertical

propósito

Aprender a mantener el equilibrio; encontrar y mantener la alineación correcta con ambas piernas; fortalecer la pierna alzada; estabilizar la pelvis; estirar el dorso de las piernas; y desarrollar los músculos flexores de la cadera.

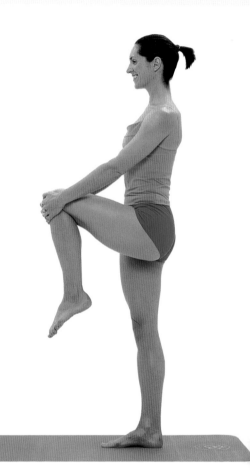

1   Póngase de pie en correcta alineación, con la columna estirada, las piernas bien asentadas en el suelo y los pies ligeramente separados. Deje caer los brazos a ambos costados. Inspire, y estire toda la columna. Busque algún punto a la altura de los ojos en el que fijar la vista. Esto le ayudará a mantener el equilibrio. Mueva la mano izquierda hacia la cadera del mismo lado.

2   Espire, y active el suelo pélvico metiendo el ombligo hacia dentro, mientras levanta la rodilla izquierda. Sosténgala con ambas manos y mantenga la columna y la pierna derecha bien rectas. Asegúrese de no elevar más una cadera que la otra: para evitarlo, deje caer ligeramente la cadera izquierda y eleve la derecha. Mantenga el torso recto y los hombros al mismo nivel.

3   Espire, y extienda completamente la pierna izquierda manteniéndola a la altura de la cadera; sujétesela por debajo del muslo.

4 Ahora aparte las manos de la pierna y apóyelas sobre las nalgas, manteniendo la pierna bien extendida a la altura de la cadera. Asegúrese de que tiene las caderas bien niveladas y la columna estirada. Levante el pecho. Mantenga esta posición durante 20 segundos, y luego, lentamente, vaya bajando la pierna. Repita el ejercicio con la pierna derecha.

Recuerde: El cuerpo debe estar erguido durante todo el ejercicio. Es necesario controlar bien los abdominales para no perder el equilibrio.

comentario del quiropráctico

Mantenga el nivel de la pelvis para evitar que un costado se eleve más que el otro. Sienta los músculos de la parte baja de la espalda: son como dos cuerdas que equilibran y controlan. Se trata de un magnífico ejercicio para tonificar y fortalecer los muslos anteriores y los flexores de la cadera.

Antes de llevar a cabo este ejercicio, practique con el ejercicio «De la postura de la montaña a la flexión de torso», en las págs. 48-49.

de la postura del infante a la del perro

propósito

Estirar la columna, fortalecer los brazos y evitar curvar los hombros; tonificar las piernas, ejercitar los pies y relajar la mente. Por medio de la respiración, fortalece el núcleo muscular en una secuencia fluida compuesta de la postura de relajación, de una postura de transición y de la postura del perro.

comentario del quiropráctico

Sienta cómo se distienden los hombros, y procure no extenderlos demasiado. Haga un calentamiento adecuado. Sienta cómo se estira la columna y fíjese en la cabeza y la pelvis, que tiran la una de la otra.

1 Arrodíllese, apoye el empeine de los pies en el suelo y separe las rodillas. Tire de la cadera hacia atrás hasta que las nalgas estén en contacto con los talones. Extienda los brazos hacia delante y deje caer la caja torácica para estirar la columna. Finalmente, acerque la frente al suelo hasta tocarlo. Puede que no consiga sentarse sobre los talones, pero, aun así, no deje de intentarlo sin olvidar mantener la columna recta. No debería sentir presión alguna en el cuello y la cabeza; su peso debe recaer sobre los talones.

2 Inspire. Sin mover las manos ni los pies, vaya levantando poco a poco las caderas hasta que esté a cuatro patas. A continuación, coloque los pies detrás de las caderas.

3 Espire. Apoye la planta de los pies sobre el suelo, levante la cadera hacia arriba y estire las piernas hasta adoptar la postura del perro (véase también pág. 77). Estire la columna, las piernas y los brazos, y aleje los hombros de las manos (empuje los omoplatos firmemente hacia abajo, hacia la parte dorsal de la caja torácica). Tire de la cadera y los muslos hacia atrás para estirar la cintura y los brazos, y, si puede, apoye los talones en el suelo.

4 Inspire, y póngase otra vez a cuatro patas. Espire, vuelva a la posición inicial, conocida como la postura del Infante, y repita cuatro veces toda la secuencia.

Recuerde: Si tiene los tendones de la corva tensos, su columna no estará recta, con lo que los discos sufrirán mayor presión. Flexionando las piernas en la postura del perro podrá estirar la columna y relajar la parte baja de la espalda. En esa posición, intente flexionar y estirar las piernas para observar la relación que se establece entre la columna, la pelvis y las piernas.

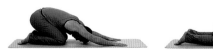
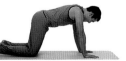
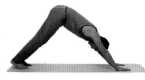
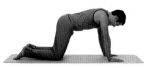

de la flexión de torso a la tabla

propósito

Adquirir fuerza y flexibilidad; aprender el «movimiento aéreo» (levantar las caderas y los pies del suelo con toda facilidad y ligereza); fortalecer el núcleo muscular, estabilizar los hombros y conseguir una buena integración de la parte superior e inferior del cuerpo; y fortalecer los brazos.

1 Empiece el ejercicio en correcta alineación y dispóngase a flexionar el torso lentamente (véanse los pasos 4 y 5 de «De la postura de la montaña a la flexión de torso» en la página 49).

2 A continuación, flexione las rodillas y espire. Meta el ombligo hacia dentro. Levante bien alto la cadera y extienda las piernas hacia atrás para adoptar la postura de la tabla. El salto debe ser ligero y relajado, para no descompensarse al recuperar el contacto con el suelo. De hecho, debe realizarse como en cámara lenta. Precisa de cierta práctica.

3 Una vez en la postura de la tabla, ponga las manos justo debajo de los hombros, con las palmas pegadas al suelo y los dedos bien abiertos.

comentario del quiropráctico

Consulte con su médico si tiene algún problema en las muñecas, los hombros o los discos. Mantenga la postura correcta en las articulaciones de hombros y manos, y después salte. Practique lentamente para prevenir lesiones. ¡Éste es un ejercicio magnífico para ganar coordinación y equilibrio!

Mantenga la tensión en las piernas. Levante la parte dorsal de los muslos presionando con ambos talones, y meta el estómago hacia dentro. Levante la parte baja de la espalda y haga fuerza con el interior de los muslos y las nalgas estirando a través del centro del cuerpo hasta conectar el esfuerzo de las piernas, las caderas y el estómago con el de la parte superior del cuerpo. Mire hacia las manos y mantenga el cuello estirado. Respire, aguante durante 30 segundos y a continuación repita tres veces el ejercicio.

Recuerde: Este ejercicio activa todos los músculos, de manera que ¡vale la pena practicar y hacerlo bien! Mantenga las manos justo debajo de los hombros y las caderas firmes y rectas, por debajo de los hombros, pero algo más arriba que los talones.

la tabla con rodilla al pecho

propósito

Fortalecer el núcleo muscular y, en especial, la parte superior del cuerpo; fortalecer los abdominales; encontrar la conexión que da la integración de las fuerzas corporales, y aprender a trabajar cada uno de los músculos del cuerpo. Las posturas interconectadas ayudan a desarrollar una fuerza mayor.

1 Empiece situándose en la postura del perro (véanse pasos 1-3 de «De la postura del infante a la del perro» en la pág. 74). Respire profundamente varias veces mientras mantiene esta postura.

2 Espire, y levante hacia atrás la pierna derecha bien extendida. Respire profundamente unas cuantas veces manteniendo esa postura.

3 Espire. Activando la parte central del cuerpo y los brazos, acérquese la rodilla derecha al pecho, levantando hacia arriba la cadera y la columna y colocando los hombros justo encima de las manos. Meta el estómago hacia dentro para ganar fuerza y poder acomodar la rodilla derecha. Mantenga el pie derecho bien estirado y apuntando hacia atrás.

Empujando fuerte con la base de los dedos del pie izquierdo, levante bien la parte trasera del pie en el que se está apoyando; notará la conexión que se establece desde el talón hasta los hombros pasando por el dorso de la pierna, las nalgas, la columna, y los músculos abdominales. Respire profundamente cinco veces mientras mantiene esta postura.

4 Para recuperar la postura del perro y volver a realizar toda la secuencia, espire y extienda la pierna derecha hacia atrás.

5 Baje la pierna derecha y adopte la postura del perro, la posición inicial del ejercicio. Repita la secuencia tres veces, trabajando alternativamente con cada pierna.

Recuerde: La postura del perro es una magnífica posición yóguica. Probablemente se pasará el resto de su vida mejorándola y disfrutando de ella. Experimente con ella para averiguar cuál es la fortaleza de sus brazos y hasta qué punto puede estirar la columna, las piernas y las caderas. Respire profundamente durante toda la secuencia, porque este ejercicio requiere esfuerzo y concentración: se trabaja todo el cuerpo. Si desea estirar un poco más la columna, pruebe a flexionar y estirar las piernas en la posición inicial y final.

> *comentario del quiropráctico*
> Ésta es una magnífica secuencia para coordinar fuerza, flexibilidad y resistencia a través de la cadera y la región pélvico-lumbar. Mantenga la pelvis estable y equilibrada.

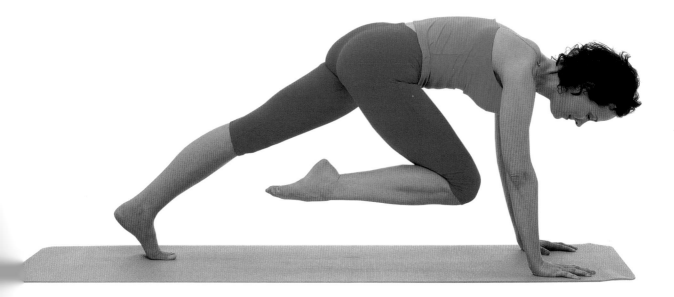

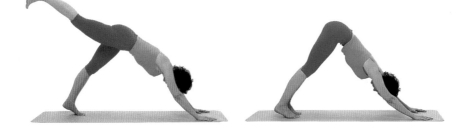

de la postura del perro a la del guerrero (1)

propósito

Incrementar la fuerza de las piernas y aportar mayor flexibilidad a las caderas; fortalecer el núcleo muscular y estirar la columna; abrir pecho y hombros; estirar brazos, manos y muñecas. Esta secuencia de posturas proporciona una corriente generadora de fuerza y flexibilidad.

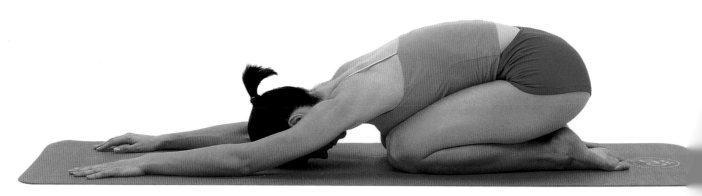

1   Empiece con la postura del infante (véase el paso 1 de «De la postura del infante a la del perro, en la página 74), colocando las palmas, la frente, las rodillas y los empeines de los pies pegados al suelo.

2   Inspire, y deslícese hacia delante hasta ponerse a cuatro patas. No arquee la espalda: debe mantenerla paralela al suelo.

3   Espire, y vaya levantando suavemente el cuerpo hasta que adopte la postura del perro (véase el paso 3, en la página 74): separe los pies, tanto como lo están los hombros, apoye los dedos de los pies en el suelo y levante la cadera hacia arriba intentando tocar el suelo con los talones; estire la columna, las piernas y los brazos, y empuje los hombros hacia atrás, alejándolos de las manos, y manteniendo los

omoplatos firmemente asentados en la parte baja de la caja torácica. Levante la zona de los glúteos, estire la columna echando hacia atrás la cadera y los muslos, y extienda los brazos por completo.

4   Una vez en la postura del perro, espire, eche hacia delante la pierna izquierda, y apoye el pie entre sus manos: formará un ángulo de 90° (un ángulo recto) con la pierna. Tire el talón del pie derecho hacia atrás hasta que forme un ángulo de 40° en el suelo. El talón del pie izquierdo y el empeine del derecho deben estar alineados.

5   Inspire. Retire las manos del suelo y yérgase. Distribuya el peso entre las dos piernas de forma que le permita mantener el equilibrio. Levante los brazos lateralmente hasta alcanzar el nivel de los hombros.

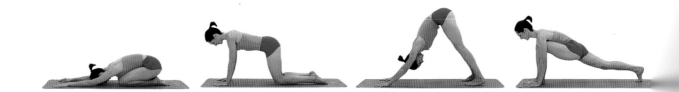

Gire el pie derecho hacia fuera y pegue el talón al suelo. Manténgase centrado, con los brazos bien estirados y paralelos al suelo. Estire la columna vertebral, levante el pecho y sitúe la caja torácica en la misma vertical que la cadera.

6 Ahora levante lentamente los brazos hacia arriba hasta que las manos apunten hacia el cielo. Mantenga los brazos cerca de las orejas, bien rectos, en paralelo y con las palmas de las manos enfrentadas. Tire de los omoplatos hacia abajo. Eleve el pecho y asegúrese de que la caja torácica está en la misma vertical que la cadera. Tire del coxis hacia abajo y de la cabeza hacia arriba. La columna debe estar bien estirada. Eche el estómago hacia arriba, separándolo del muslo izquierdo. Asegúrese de que las caderas están bien alineadas, insinuando un movimiento rotatorio con el torso para empujar a la cadera izquierda hacia atrás y tirar de la derecha hacia delante.

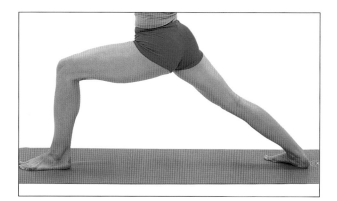

Empuje las caderas hacia abajo: el muslo de delante debe estar paralelo al suelo (véase el recuadro de la parte superior derecha). Presione hacia abajo con el talón del pie derecho y la parte exterior del mismo pie, elevando el tobillo y manteniendo la pierna firme y activa. Mire hacia delante. Para finalizar, deshaga la secuencia para volver a la postura del perro, y repita el ejercicio con la otra pierna.

Recuerde: La pantorrilla y el muslo de la pierna delantera deben formar un ángulo recto. ¡Estire bien la columna y los brazos!

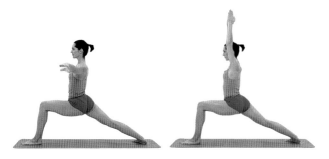

comentario del quiropráctico

Esta secuencia abre la pelvis y restaura el movimiento de la cadera, pero tenga cuidado con las rodillas. Esté atento a la posición de la pierna derecha y no fuerce demasiado la articulación de la rodilla.

del guerrero (1) al guerrero (2)

propósito

Adquirir fuerza nuclear; abrir las caderas; y fortalecer y tonificar las nalgas, los muslos, los hombros, los brazos, los abdominales y los músculos vertebrales profundos. Ésta es otra secuencia múltiple que proporciona la sensación de que los movimientos fluyen en una armoniosa concatenación.

> **comentario del quiropráctico**
>
> Esta postura abre la pelvis y estira los músculos flexores de la parte anterior de la cadera. Aprecie cómo participan y se elevan los músculos de la columna.

1 La postura del guerrero (2) se desarrolla a partir de la postura del guerrero (1). Por lo tanto, para empezar, siga los pasos del 1 al 6 de las págs. 78-79, para pasar de la postura del perro a la del guerrero (1).

2 Ahora gire la cadera, los hombros y la cabeza hacia uno de los lados, dejando los pies en la posición inicial. La pierna frontal debe formar un ángulo recto: el talón debe estar justo debajo de la rodilla y el muslo paralelo al suelo.

3 Vaya dejando caer los brazos, con las palmas de las manos hacia abajo, hasta que estén paralelos al suelo. El brazo de enfrente debería estar extendido justo por encima del muslo, y el otro brazo, alineado con respecto a la otra pierna. Estire bien los dedos medios. Mire al frente. Ahora vuelva a la postura del guerrero (1) y a la del perro (véanse págs. 78-79), antes de repetir el ejercicio con la otra pierna.

Recuerde: Mantenga los dos pies firmemente apoyados en el suelo. Levante el estómago, la columna y el pecho, pero no suba los hombros y mantenga el muslo de la pierna delantera un tanto bajo.

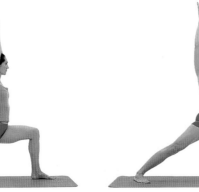

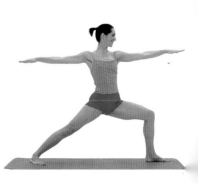

la tabla invertida

propósito

Fortalecer el núcleo muscular; abrir el pecho; abrir y fortalecer los hombros; fortalecer el dorso del cuerpo; y estirar las piernas.

1 Siéntese en el suelo con el dorso erguido y las dos piernas juntas y bien estiradas. Levante el esternón y empuje los omoplatos hacia abajo. Estire bien todo el torso, hasta lo alto de la cabeza, para alargar la columna. Coloque las manos a unos 30 cm por detrás de la cadera, con las palmas pegadas al suelo, y las puntas de los dedos apuntando hacia las nalgas. Inspire.

comentario del quiropráctico

Por favor, visite a su médico si tiene o ha tenido alguna lesión relacionada con los hombros. Proteja las articulaciones de las muñecas y de los hombros no forzándolas demasiado. Se trata de un ejercicio magnífico para fortalecer los músculos de los glúteos y los hombros, así como los estabilizadores generales.

2 Espire. Eleve la cadera y el pecho y estire las piernas intentando tocar el suelo con los dedos de los pies. El cuerpo debe tomar una línea recta desde los dedos de los pies hasta el cuello. Intente alargar el cuello llevando la cabeza ligeramente hacia atrás, pero sin dejarla caer, puesto que con ello se comprimirían las vértebras.

Recuerde: Mantenga los muslos tensos, los hombros hacia atrás y el pecho y las axilas elevadas. Si es posible, mantenga los pies bien juntos e intente tocar el suelo con los dedos de los pies.

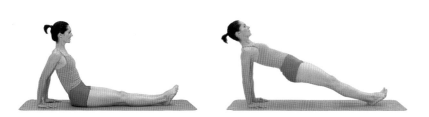

andar por la pared

propósito

Fortalecer el núcleo muscular y tener la sensación de ligereza cuando los pies dejan de estar en contacto con el suelo; familiarizarse con posturas invertidas; y fortalecer la parte superior del cuerpo. Se trata de un buen ejercicio para prepararse para hacer el pino.

1. Siéntese en el suelo con el torso erguido, las piernas bien estiradas, y los pies contra la pared. Para recordar cuál era la posición inicial de su pelvis, coloque algún objeto en el suelo (por ejemplo, un bloque de espuma).

2. Sin tocar el bloque de espuma, póngase a cuatro patas. Coloque las manos a la altura del bloque de espuma, con las palmas bien planas sobre el suelo y las plantas de los pies contra la pared.

3. Eleve la rodilla izquierda para colocarse en la posición de salida de los corredores: las rodillas separadas del suelo, el pie derecho tocando la pared, y la rodilla izquierda cerca del pecho.

4. Extienda la pierna derecha tanto como pueda y apóyela en la pared. Mantenga los brazos rectos y tensos, y haga fuerza con los músculos abdominales para mantener la cadera bien alta.

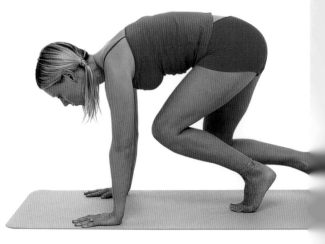

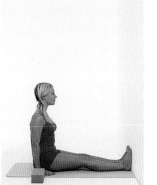
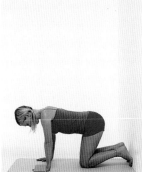
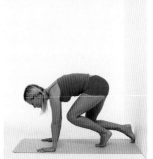
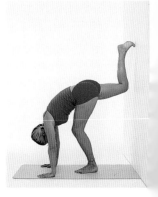

5 Extienda también la pierna izquierda y sitúela al lado de la derecha. Estabilícese estirando los brazos y no dejando que los hombros se acerquen a las orejas. Active el suelo pélvico, el interior de los muslos y las nalgas para elevar la cadera. Respire y relájese.

6 Ahora, sin dejar de hacer fuerza con los brazos, y manteniendo los hombros y las caderas elevados, camine por la pared hacia abajo hasta que sus muslos estén paralelos al suelo y forme un ángulo de 90° con el cuerpo. ¡Estabilice la postura, relájese y respire profundamente! Manténgase en esa postura durante 20 segundos.

Recuerde: Mantenga la columna estirada, los brazos rectos, la cadera bien alta, y asegúrese de no subir los hombros.

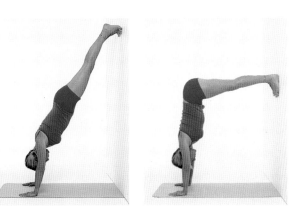

comentario del quiropráctico

Éste es un buen ejercicio para trabajar la parte alta de la espalda y los hombros, pero, por favor, consulte con su médico si sufre o ha sufrido alguna lesión de disco o de hombros. Para prevenir lesiones es importante mantener siempre el control, de modo que mantenga tensos los músculos abdominales para prevenir cualquier torcedura de columna o de cadera.

apertura de brazos

propósito

Abrir y estabilizar la parte superior del cuerpo; estirar el pecho, los costados del cuerpo y los brazos; hacer girar ligeramente la columna. Este ejercicio también mejorará su técnica de respiración.

1   Tiéndase de lado en el suelo y colóquese una almohada fina bajo la cabeza. Flexione las rodillas hasta que sus muslos formen un ángulo de 90° con su tronco. Intente alinear los pies con las rodillas, de modo que sus muslos y pantorrillas formen también un ángulo de 90°. Aunque no debe perder sus curvas naturales, la columna tiene que estar bien recta: asegúrese de mantener los hombros alineados con las caderas. Extienda ambos brazos hacia delante a la altura de los hombros y una las palmas de las manos. Mantenga el cuello bien estirado y la barbilla alejada del pecho.

2   Respire profundamente, y active el suelo pélvico. Inspire, y vaya elevando el brazo que no está en contacto con el suelo hasta apuntar con el extremo de los dedos hacia el techo. Dirija la vista hacia la mano levantada. Mantenga los omoplatos bajos.

3   Espire, y deje caer el mismo brazo hacia atrás mientras va siguiendo su trayectoria con la mirada. Si no le cuesta un esfuerzo excesivo, intente alcanzar el suelo fácilmente, manteniendo las rodillas unidas, la cadera en su posición inicial y el estómago hacia dentro.

comentario del quiropráctico

Con este ejercicio se consigue una suave apertura de la caja torácica y la columna, ideal para liberar tensión en la parte alta de la espalda. Sienta cómo trabaja la parte situada entre los omoplatos y la columna. Como en este ejercicio se realiza también un giro de la parte baja de la columna, es recomendable que acuda al médico si siente alguna incomodidad.

Recuerde: Mantenga la caja torácica pegada al suelo mientras deje caer el brazo hacia atrás. Estire la cintura y la columna. Concéntrese en trabajar los abdominales profundos durante todo el ejercicio.

elevaciones de pelvis con un bloque de espuma

propósito

Adquirir mayor flexibilidad, fortalecer toda la columna vertebral y desbloquear las áreas que puedan estar tensas moviendo la columna vértebra a vértebra; mejorar la salud de los discos; fortalecer muslos y nalgas; y trabajar el interior de los muslos.

1 Tiéndase en la postura de relajación dejando los brazos bien relajados a ambos lados y colocando los pies en paralelo y justo delante de las caderas. Compruebe que la alineación es correcta. Colóquese una almohada o un bloque de espuma entre las rodillas. Inspire para prepararse.

2 Espire. Use el suelo pélvico y meta el ombligo hacia dentro. Apriete el bloque con ambas rodillas. Presione el suelo con la cintura y, a continuación, por este orden, levante el coxis, las nalgas, las caderas y, vértebra a vértebra, la parte baja de la espalda y, finalmente, su parte media. Cuando llegue al punto más alto, siga manteniendo los omoplatos todavía firmemente pegados al suelo.

Inspire, mantenga la posición y prepárese para volver al suelo. Espire, y vaya dejándose caer, vértebra a vértebra, para recuperar la posición inicial; asegúrese de que la caja torácica toma contacto con el suelo antes que la cadera, y ésta, antes que la cintura. Repita toda la secuencia cuatro veces.

> **comentario del quiropráctico**
> Cuando levante la pelvis, mantenga el cuello y la parte alta de la espalda relajados. Ésta es una postura muy recomendable para fortalecer la parte baja de la columna y las nalgas.

Recuerde: Presione la almohada con las rodillas durante todo el ejercicio. Cuando suba, mantenga las rodillas bien alejadas de los hombros. Al bajar, aguante la posición elevada en la cadera hasta el final del ejercicio. Presione con los pies en el suelo y mantenga el peso uniformemente distribuido. Esto le ayudará a no perder el equilibrio. No arquee la espalda; en el punto más alto de la elevación, la caja torácica debe estar relajada. Asegúrese de bajar las caderas sin desequilibrarse.

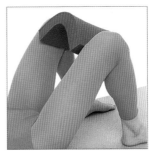

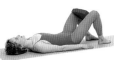
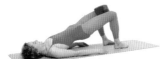

abdominales oblicuos

propósito

Fortalecer los abdominales oblicuos y estirar la columna vertebral.

1 Tiéndase en la postura de relajación (véase el paso 1 de la pág. 85), pero prescindiendo de la almohada o el bloque de espuma. Entrelace los dedos de ambas manos por detrás de la cabeza, y, sin llegar a presionarla, levante bien los codos, como si apuntase con ellos hacia el cielo. Inspire para prepararse.

2 Espire, y meta el ombligo hacia dentro. Eche la cabeza hacia delante, acercándose la barbilla hacia el pecho mientras impulsa el esternón hacia abajo. Vértebra a vértebra, vaya despegando la columna del suelo, Mantenga el coxis en contacto con el suelo para que la pelvis no pierda su posición neutral. ¡Mire hacia el pubis y asegúrese de que mantiene el estómago plano!

> **comentario del quiropráctico**
> No fuerce demasiado el cuello. Debe notar que lo que se ejercita son básicamente los músculos del estómago.

3 Inspire, y gire la parte del tronco superior a la cintura hacia la derecha, acercando la axila izquierda hacia la rodilla derecha.

4 Espire, y extienda el brazo derecho; aléjelo del cuerpo cada vez que se eche hacia delante. Vuelva a la posición inicial e inspire. Repita el movimiento cinco veces. Cuando se eche hacia delante, imagine que tiene una bisagra en el centro del pecho por la que se dobla, levantando el omoplato derecho al hacerlo. Realice el ejercicio con cada costado cuatro veces.

Recuerde: Evite apoyarse sobre el hombro derecho. Mantenga el coxis pegado al suelo y no pierda la posición neutral. No fuerce el cuello y mantenga la barbilla a unos cuantos centímetros del pecho.

Véase «Los cien» en las págs. 60-61,
para más información sobre este ejercicio.

87

los cien

propósito

Aprender una buena técnica de respiración; hacer calentamiento como preparación para otros ejercicios y mejorar la circulación; fortalecer los músculos abdominales profundos; mantener una correcta alineación, especialmente en la parte de los hombros; y estirar las piernas.

1 Empiece siguiendo los pasos 1-3 del ejercicio «Los cien» descrito en las páginas 60-61.

2 Mientras espira, acérquese la barbilla hacia el pecho, pero sin levantar los omoplatos, acercar los hombros hacia las orejas ni perder la posición neutral de la pelvis (como en el ejercicio de abdominales oblicuos de la página anterior). Meta el ombligo hacia dentro, y haga fuerza con la parte interior de las nalgas y los muslos para no perder el equilibrio. No deje de mover los brazos ni de respirar, tal y como se le ha indicado en los pasos anteriores.

3 Mientras espira, estire bien las piernas y apunte hacia el techo con los dedos de los pies. Siga moviendo los brazos y mantenga un ritmo de respiración regular durante 100 segundos. No pierda en ningún momento la correcta alineación.

> **comentario del quiropráctico**
>
> Para fortalecer la parte baja de la espalda y, por lo tanto, la zona lumbar, se necesita una musculatura abdominal fuerte. Si mantiene la parte baja de la columna plana, trabajará los músculos adecuados.

Recuerde: Si siente mucha tensión en el cuello, colóquese una mano en la nuca para apoyar la cabeza, y después vaya alternando con la otra. Dirija la mirada hacia el pubis para asegurarse de mantener el estómago bien plano. No arquee el pecho y deje un pequeño espacio entre la barbilla y el pecho para no forzar el cuello. Intente respirar de la manera más relajada posible.

la palanca

propósito

Fortalecer los músculos abdominales profundos; estirar la columna vertebral; trabajar con todo el cuerpo, manteniéndolo abierto, activo y estirado al mismo tiempo.

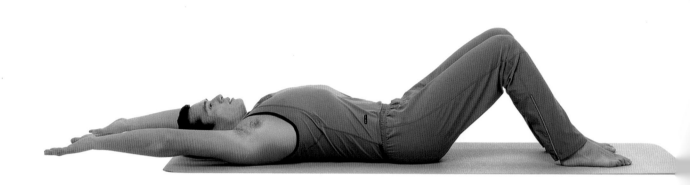

1 Tiéndase en la postura de relajación, con la columna y la pelvis en posición neutral, y los brazos bien estirados por encima de la cabeza, casi en contacto con el suelo.

2 Inspire, y vaya levantando los brazos poco a poco hasta que estén en la misma vertical que los hombros. Manténgalos bien extendidos.

3 Mientras espira, vaya dejando caer los brazos hacia delante y, simultáneamente, levantando la parte superior del cuerpo. Para empezar, deberá acercarse la barbilla hacia el pecho, y, a continuación, despegar la cabeza, el cuello y los hombros del suelo. Cuando ya casi se haya incorporado, podrá apoyar los brazos bien extendidos sobre las rodillas: deberán estar en paralelo con el suelo.

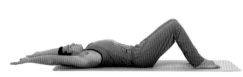

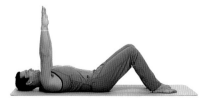

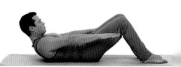

4 Ahora continúe incorporándose, vértebra a vértebra, primero la parte alta de la espalda, y luego la parte baja. Sin forzar los codos, disponga los brazos bien estirados y paralelos al suelo. Asegúrese en todo momento de mantener el estómago plano.

5 Cuando ya se haya incorporado, estire bien la espalda, y presione hacia delante con los pies, manteniéndolos algo separados pero paralelos. Levante el suelo pélvico y contraiga los músculos abdominales profundos como si pudiese levantar las nalgas del suelo. Mantenga esa tensión, e inspire. Prepárese para volver a la posición inicial, y espire. Lentamente y manteniendo la concentración, rehaga el movimiento a la inversa. Repita el ejercicio cuatro veces.

Recuerde: Los pies deben permanecer firmemente pegados al suelo durante toda la elevación y los omoplatos deben tirar continuamente hacia la cadera. No tense los brazos y haga trabajar los músculos abdominales para mantener hundida la parte frontal del cuerpo y, de este modo, poder rebajar la columna. Levántese despegándose del suelo vértebra a vértebra. Mantenga la zona del pecho y la axila abiertas.

comentario del quiropráctico
Con este ejercicio se trabajan los músculos abdominales superficiales y profundos: en ellos reside la fuerza central del cuerpo. Incorpórese suavemente.

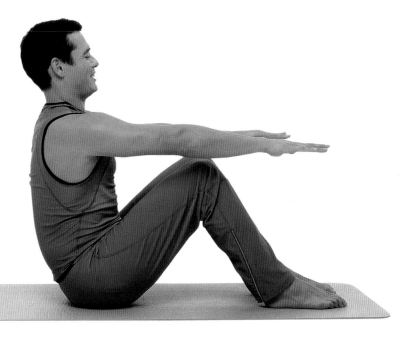

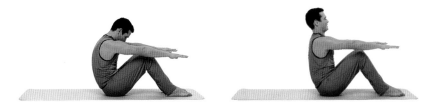

estiramientos individuales de piernas

propósito

Desarrollar un centro estable y fuerte que se mantenga firme al mover las extremidades; mejorar la coordinación; fortalecer los abdominales profundos y las nalgas; estirar la columna vertebral; y mejorar las técnicas de respiración. Los movimientos deben fluir armoniosamente.

1 Tiéndase en la postura de relajación, con las rodillas ligeramente flexionadas y los brazos distendidos a ambos costados. Inspire para prepararse.

2 Espire. Active el suelo pélvico y meta el ombligo hacia dentro. A continuación, levante una de las rodillas y vaya acercándosela hacia el pecho hasta que se halle justo encima de la cadera y el muslo forme un ángulo de 90° con el suelo.

3 Ahora levante la otra rodilla y colóquela junto a la primera: las espinillas deben estar paralelas al suelo, los dedos de los pies al mismo nivel que las rodillas y apuntando hacia delante, y las rodillas ligeramente separadas. Levante las manos y cójase las rótulas. Inspire y a continuación espire. Acérquese la barbilla hacia el pecho, despegando el cuello y los hombros del suelo. Mantenga los omoplatos en contacto con el suelo, los hombros alejados de las orejas y el esternón distendido.

4 Sujétese la parte exterior del tobillo derecho con la mano derecha, y la rodilla derecha con la mano izquierda. Espire, y extienda la pierna izquierda manteniéndola a unos 45° del suelo. Siga apuntando hacia delante con los dedos de los pies. Simultáneamente, acérquese la rodilla flexionada hacia el pecho: asegúrese de que sigue manteniendo la pantorrilla paralela al suelo; no deje que el talón se acerque al dorso del muslo. Para equilibrar el movimiento, presione hacia delante con la pierna extendida, y al mismo tiempo hacia atrás con los hombros. Mantenga la posición durante unas cuantas respiraciones, inspire, y acérquese la rodilla izquierda hacia el pecho.

5 Ahora, mientras espira, repita el paso 4 extendiendo la pierna derecha. Repita 10 veces todo el ejercicio, alternando ambas piernas.

Recuerde: Extienda la pierna mientras espira. La parte baja de sus omoplatos debería estar en contacto con el suelo. Mantenga la pelvis en posición neutral durante todo el ejercicio. ¡No saque el estómago! La columna no debe arquearse, de modo que mantenga el dorso de la caja torácica y el coxis pegados al suelo. Del esternón al pubis, su cuerpo debe formar una línea recta. Ayúdese con las manos para acercarse la pierna hacia el pecho: con una mano, sujétese la parte exterior del tobillo y, con la otra, la rodilla (véase derecha); mantenga los codos separados del cuerpo. Intente no tambalearse durante la ejecución del ejercicio: debe permanecer firmemente pegado al suelo.

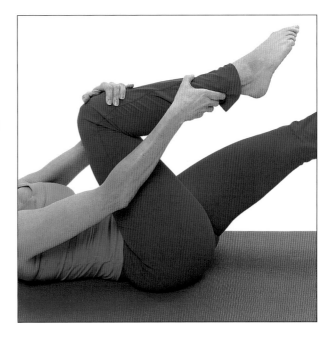

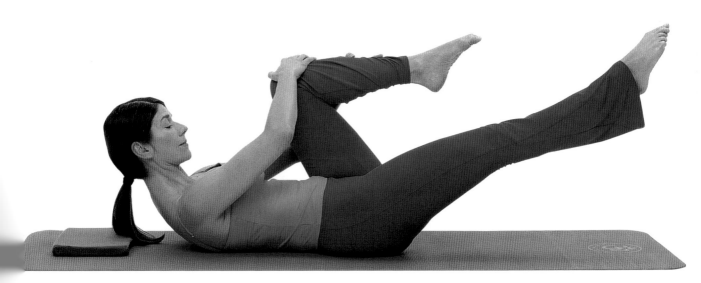

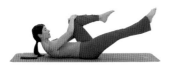

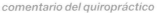

comentario del quiropráctico
Asegúrese de que siente trabajar los músculos abdominales, y no olvide que la parte baja de la espalda debe estar bien pegada al suelo en todo momento. ¡No la arquee!

el balancín (preparatorio)

propósito

Mejorar el equilibrio; mantener el núcleo muscular firme cuando movemos las extremidades; y estirar la columna y las piernas.

1. Siéntese en el suelo con la espalda bien recta y las piernas estiradas enfrente. Empuje el ombligo hacia dentro para activar los abdominales profundos.

2. Con la espalda recta y estirada y la mirada al frente, vaya separando las rodillas hasta que se encuentren justo delante de los hombros. Alargue los brazos para cogerse de los tobillos.

3. Levante los pies del suelo y tírese un poco hacia atrás apoyándose en el coxis. La clave de este ejercicio es descubrir exactamente cuánto hay que echarse hacia atrás para poder permanecer estable en esa posición. Inspire, estire la columna y prepárese para la extensión de piernas.

4. Espire y extienda la pierna derecha tan alto como le sea posible, levantando el pecho, la parte baja de la espalda y el estómago. No deje caer su peso sobre la parte baja de la espalda; siga empujando los omoplatos hacia abajo y concéntrese en estirar el cuello. No deje de mirar hacia delante.

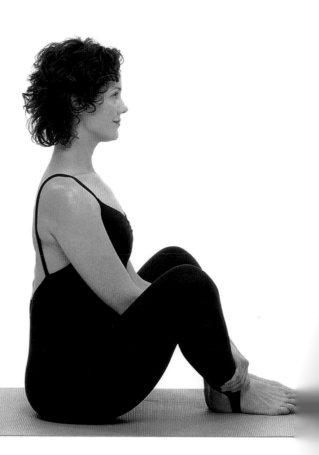

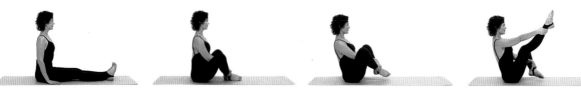

5   Inspire, y devuelva la pierna derecha a la posición anterior manteniendo ambos pies algo separados del suelo.

6   Espire, y extienda la pierna izquierda tan alto como le sea posible, levantando el pecho, la parte baja de la espalda y el estómago (como ha hecho con la pierna derecha en el paso 4).

7   Inspire, y a continuación, distienda la pierna izquierda, permitiendo que recupere la posición anterior. Siga sujetando ambos tobillos con las manos mientras mantiene los pies separados del suelo.

8   Ahora espire, y extienda ambas piernas formando una «V», mientras se sujeta los tobillos con las manos. Mantenga los brazos, las piernas y la columna bien estirados, y tire de los hombros hacia abajo, como si los alejara de las orejas. Repita toda la secuencia tres veces.

Recuerde: Mantenga los brazos, las piernas y la columna bien rectos durante todo el ejercicio. Eleve la parte baja de la espalda y el estómago.

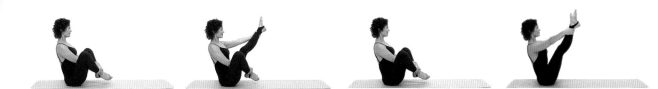

rotación de columna (sentado)

propósito

Estirar la columna, los costados del tronco y los tendones de la corva, mientras mantiene la parte superior del cuerpo firme y bien alineada; trabajar los abdominales profundos; e introducir el movimiento de rotación.

1 Siéntese con la espalda recta y las piernas bien estiradas y tan separadas como pueda, sin que la posición la resulte incómoda. Si siente demasiada tensión en las piernas y la pelvis tira de usted hacia atrás, siéntese encima de una guía telefónica, una sábana enrollada o un bloque de espuma. Separe los brazos del cuerpo y extiéndalos a ambos lados, justo por debajo del nivel de los hombros y paralelos al suelo. Coloque las palmas hacia abajo. Inspire, estire la columna, y empuje los omoplatos hacia abajo.

2 Espire, meta el ombligo hacia dentro y gire el torso hacia la derecha, manteniendo los brazos extendidos como se ha indicado en el paso 1. Mire hacia la derecha. Mantenga la pelvis y las piernas bien firmes, como si la parte baja del cuerpo estuviese sumergida en cemento. El giro lo inician los músculos del estómago, de manera que, en lugar de tirar de los hombros, mueva la parte izquierda del estómago hacia la derecha, y a continuación deje que la parte superior del cuerpo la siga.

3 Inspire, y vuelva a la posición inicial. Mantenga la columna estirada y los omoplatos hacia abajo.

4 Repita el giro a la izquierda, manteniendo la pelvis y las piernas bien firmes. Una vez más, gire con los músculos del estómago, permitiendo que los siga la parte superior del cuerpo. Repita el ejercicio cinco veces más con cada lado.

Recuerde: Realice el movimiento relajada y suavemente, sin tensión alguna.

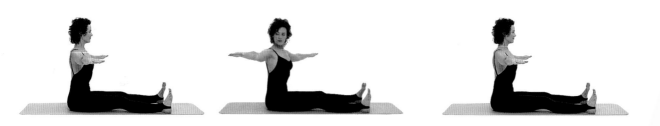

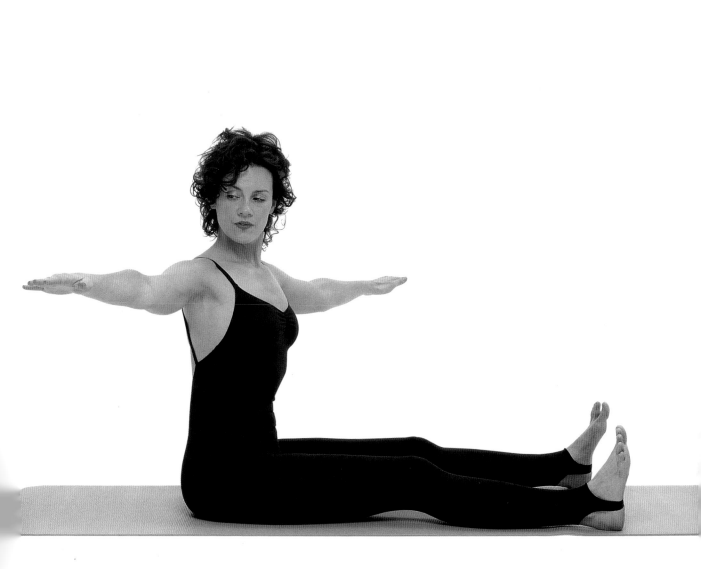

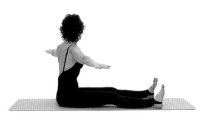

comentario del quiropráctico

Éste es un ejercicio excelente para comenzar suavemente con las rotaciones de la parte baja de la columna. Mantenga los músculos abdominales y pélvicos elevados. Durante los giros notará un suave estiramiento de los tendones de la corva.

de lado: subir una pierna

propósito

Mantener el tronco estable y firme mientras se llevan a cabo movimientos de pierna amplios y controlados; fortalecer, estirar y tonificar las caderas, las nalgas y el exterior de los muslos; estirar y tonificar la parte interior de los muslos.

1 Tiéndase de costado, bien alineado. Sitúe la columna en el extremo trasero de la colchoneta y los pies tocando el extremo delantero. Mantenga las piernas bien juntas y los pies flexionados. Vaya girando la pierna superior hasta que la rodilla apunte hacia el techo; estire los dedos del pie de dicha pierna. Ambas caderas deben estar en la misma vertical. Inspire para estirar la columna y prepararse.

2 Espire y meta el ombligo hacia dentro. Levante la pierna superior tanto como pueda sin cambiar la posición de la cadera. Mantenga la cabeza alineada con respecto a la columna y no deje que la parte superior del cuerpo rompa el alineamiento.

3 Inspire, y, poco a poco, vaya bajando la pierna estirándola todo lo que pueda, y poniendo a prueba su resistencia. Vuelva a la posición inicial y repita el movimiento 10 veces. A continuación cambie de lado y tiéndase sobre la cadera opuesta para trabajar con la otra pierna.

Recuerde: La parte frontal de la pierna superior mira hacia arriba durante todo el ejercicio, mientras que la pierna de abajo se mantiene paralela al suelo. Ayúdese de las nalgas para hacer el giro de la pierna. Lo único que debe moverse es la pierna superior. Mantenga firme el centro corporal.

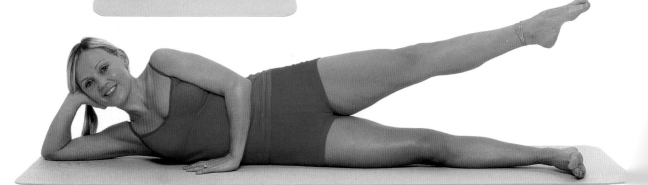

comentario del quiropráctico

Ejercicio excelente para fortalecer los muslos laterales, las nalgas y los estabilizadores laterales de la rodilla.

el dardo

propósito

Fortalecer el dorso del cuerpo y estirar la columna; estirar y estabilizar los hombros, y hacer trabajar los músculos profundos del cuello; fortalecer los músculos y estabilizar la pelvis.

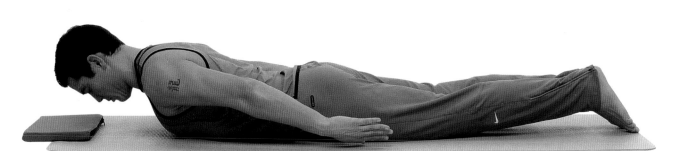

1 Échese de cara al suelo y apoye la frente en una almohadilla. Tiéndase en correcto alineamiento, como si tuviese una pelota de tenis debajo del ombligo que le impidiese apoyar el estómago en el suelo. De esta forma la parte baja de la espalda permanecerá estirada. Coloque los brazos a ambos lados y las piernas bien juntas, con los dedos de los pies apuntando hacia el suelo. Estire el cuello y mire hacia el suelo. Inhale, estire la columna y prepárese.

2 Espire, y active el suelo pélvico para despegar del suelo la parte superior del cuerpo: eche los omoplatos hacia la cadera y los brazos hacia atrás. Tire el cuello hacia delante y los hombros hacia atrás; el resultado es que se alarga mucho el cuello. Siga mirando hacia el suelo y no levante la cabeza, porque con ello reduciría la longitud del cuello. Presione un muslo contra el otro y apoye los pies en el suelo. Sienta cómo se estira el cuerpo. Inhale y relaje todo el cuerpo. Repita el ejercicio cinco veces.

Recuerde: Esconda el estómago y asegúrese de que se mantiene separado del suelo. El interior de los muslos y las nalgas deben estar activos durante todo el ejercicio.

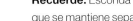

comentario del quiropráctico

Un magnífico ejercicio para fortalecer los músculos erectores de la columna, el punto de apoyo más importante de la estructura de la espalda. No arquee en demasía la columna e intente estirar siempre el cuello y los hombros.

la zambullida del cisne

propósito

Estirar todos los músculos del dorso del cuerpo, ¡y pasar un buen rato!

1   Tiéndase sobre el estómago y coloque las manos junto a los hombros. Presione la colchoneta con las manos y vaya separando las piernas hasta que los pies queden alineados con las caderas. Estire bien las piernas, como si quisiera separarlas del cuerpo; extienda los pies y apóyelos con fuerza en la colchoneta. Tense el dorso de las piernas y las nalgas.

2   Inspire, y meta el ombligo hacia dentro. Tire de los omoplatos hacia abajo y extienda los brazos para alejar la parte superior del cuerpo del suelo. Mantenga el cuello estirado. Espire, y vuelva a apoyar el cuerpo en la esterilla. Repita el movimiento cinco veces para calentar.

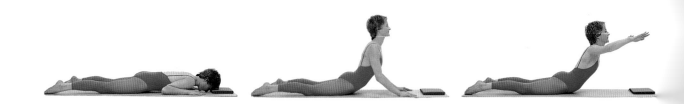

3 Cuando levante la parte superior del cuerpo por sexta vez, mantenga la posición con firmeza —el pecho elevado, el cuello bien estirado y los hombros hacia abajo—, y extienda los brazos hacia delante formando una «V».

4 Balancéese como una mecedora. Mantenga los brazos extendidos hacia delante en todo momento, con las palmas de las manos mirando hacia abajo.

5 Aproveche la inercia para volver a levantar la parte superior del cuerpo tanto como pueda, y luego siga balanceándose. Inspire cuando se balancee hacia delante y espire cuando se eche hacia atrás, intentando incrementar el tiempo durante el que se mantiene en cada posición. Repita el ejercicio cinco veces.

Recuerde: Mantenga el cuerpo bien firme al balancearse. Respire bien y no tire la cabeza hacia atrás. Intente alinear la cabeza con los brazos, levantando el pecho y estirando la espalda y el cuello, pero manteniendo en todo momento los hombros hacia abajo. Los brazos y la inercia le ayudarán a balancearse, pero el esfuerzo principal debe realizarlo contrayendo los músculos de la espalda.

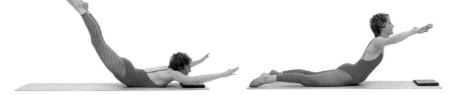

patada lateral de rodillas

propósito

Mejorar la alineación; el equilibrio y la coordinación; y trabajar la cintura, abrir la cadera y ganar fuerza nuclear.

1 Arrodíllese sobre una colchoneta y separe las rodillas hasta que se encuentren justo debajo de las caderas. Deje que los brazos cuelguen relajadamente a ambos costados y tire los hombros hacia abajo.

2 Apoye la mano derecha en la colchoneta, justo debajo del hombro derecho. Colóquese la mano izquierda en la parte posterior de la cabeza y apunte hacia el cielo con el codo.

3 Extienda la pierna izquierda sin perder la alineación, formando una línea recta desde el pie derecho hasta la mano derecha.

4 Espire. Levante la pierna extendida manteniéndola alineada con el resto del cuerpo. Tire las caderas hacia delante, no arquee el pecho y eleve un poco más el codo derecho. Mire hacia delante. Mantenga el cuerpo en un mismo plano, como si estuviese apresado entre dos pantallas de cristal.

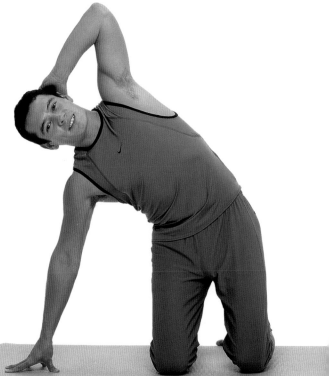

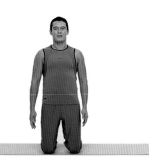
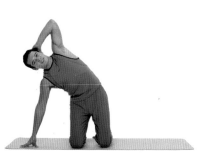
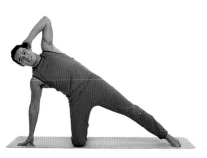

5 Poco a poco, deje caer de nuevo la pierna hacia el suelo, y apóyese únicamente con los dedos de los pies. Repita la patada cuatro veces, vuelva a la posición inicial y haga el ejercicio con la otra pierna.

Recuerde: Meta el ombligo hacia dentro y mantenga la columna bien estirada. No deje caer la cadera hacia el suelo. Apriete el glúteo correspondiente a la rodilla flexionada para mantener bien firme la cadera.

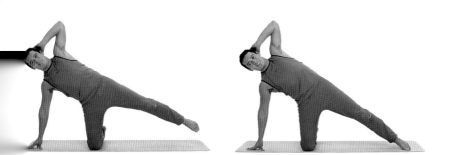

comentario del quiropráctico

Éste es uno de los mejores ejercicios para desarrollar la estabilización nuclear y fortalecer la parte baja de la espalda. Con este ejercicio se trabajan fundamentalmente los abdominales transversales, los músculos profundos de la espalda y las nalgas.

rodar como una pelota

propósito

Adquirir control; desarrollar unos abdominales fuertes; y masajear la columna y mejorar su flexibilidad.

1 Siéntese cerca del extremo de la colchoneta con las rodillas flexionadas, y sujételas con las manos. Mire hacia delante.

2 Acerque la barbilla al pecho y, bien asentado sobre el coxis, levante un poco las piernas, primero una y luego la otra.

3 Cuando tenga los dos pies elevados, apoyándose sobre el coxis, balancéese ligeramente echando la pelvis hacia detrás para encontrar el punto de equilibrio. Inspire y prepárese para rodar hacia atrás.

4 Espire y, acercándose las rodillas a la nariz, vaya echándose hacia atrás. Tome contacto con el suelo vértebra a vértebra, y asegúrese de que mete el ombligo hacia dentro y mantiene el estómago hundido.

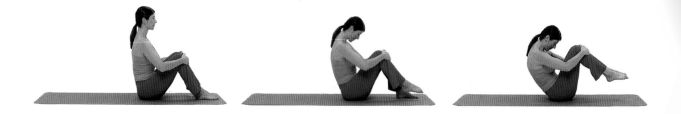

5 Inspire, y échese hacia delante hasta volver a la posición inicial. Mantenga el equilibrio, haga una pausa y espire, sin apoyar los pies en el suelo. A continuación, vuelva a echarse hacia atrás como se indica en el paso 4. Repita el ejercicio completo cinco veces.

Recuerde: Mantenga los hombros hacia abajo, como si quisiera alejarlos de las orejas. No tire la cabeza hacia atrás, y no llegue a apoyar el cuello en el suelo. Haga también fuerza con los abdominales.

comentario del quiropráctico

Si tiene problemas de disco o de columna, por favor, consulte con su médico antes de llevar a cabo este ejercicio. No está recomendado para las personas con escoliosis u osteoporosis. Se trata de un estiramiento estupendo para relajar y abrir las articulaciones segmentarias de la parte lumbar de la columna, y estirar suavemente los glúteos. Concéntrese en controlar cada uno de los movimientos y en no cargar demasiado la parte baja del cuello.

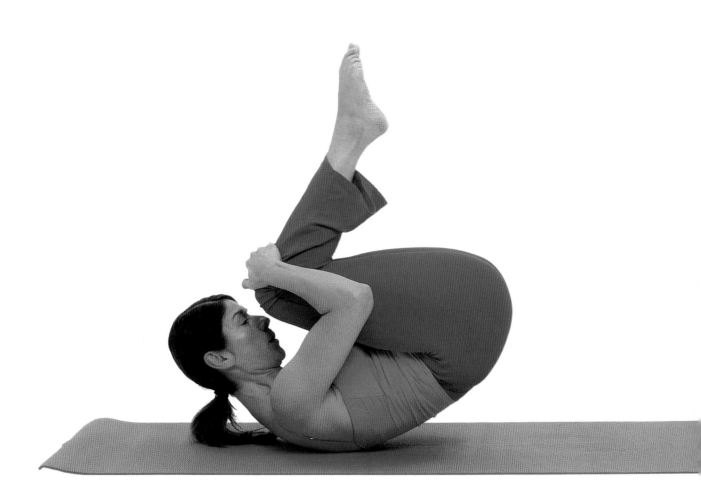

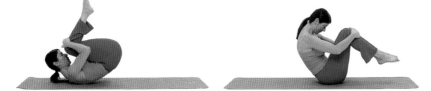

la flexión del gato

propósito

Mejorar la coordinación; fortalecer la espalda; estirar la columna, y evitar curvar el pecho y los hombros; y girar la columna relajando los músculos de la parte superior de la espalda.

comentario del quiropráctico

Éste es un ejercicio muy recomendable: es muy saludable para la parte superior del cuerpo y le proporciona mayor flexibilidad. Relaja y estira los hombros y la columna torácica superior, una zona que normalmente está muy tensa.

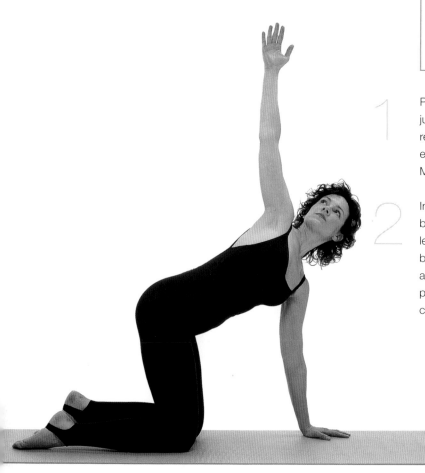

1 Póngase a cuatro patas, con las manos y las rodillas justo debajo de los hombros y las caderas, respectivamente. Mantenga el cuello y la columna estirados, y la cabeza bien alineada con la columna. Mire hacia el suelo.

2 Inspire y, sin flexionar el codo, apoye firmemente el brazo izquierdo sobre la esterilla, mientras va levantando el derecho hacia el cielo, con los dedos bien estirados y la palma abierta. Gire la cabeza hacia arriba para mirar la mano levantada, manteniendo la parte inferior del cuerpo inmóvil. Los movimientos se concentran en la parte superior del cuerpo.

3 Espire, y vaya dejando caer el brazo derecho hasta colocarlo por debajo del cuerpo: deslícelo justo por encima del suelo y por detrás de la mano que le sirve de apoyo.

4 Flexione el codo izquierdo, y apoye la cabeza y el hombro derecho en la colchoneta para completar el estiramiento. Inspire y haga el movimiento al revés. Repita el ejercicio cinco veces de cada lado.

Recuerde: Cuando tenga el brazo extendido hacia el cielo, alce el esternón para que el pecho se abra sin forzar los brazos o los hombros. Mantenga los brazos estirados, sin doblar los codos. Cuando eleve el brazo, apoye la mano firmemente en el suelo, en lugar de dejar caer todo su peso encima del brazo.

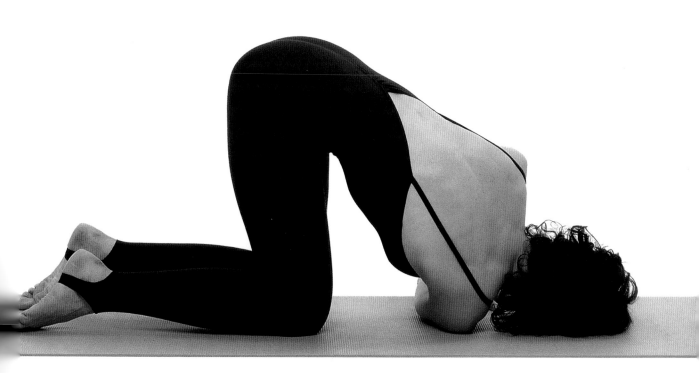

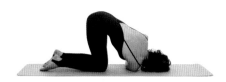

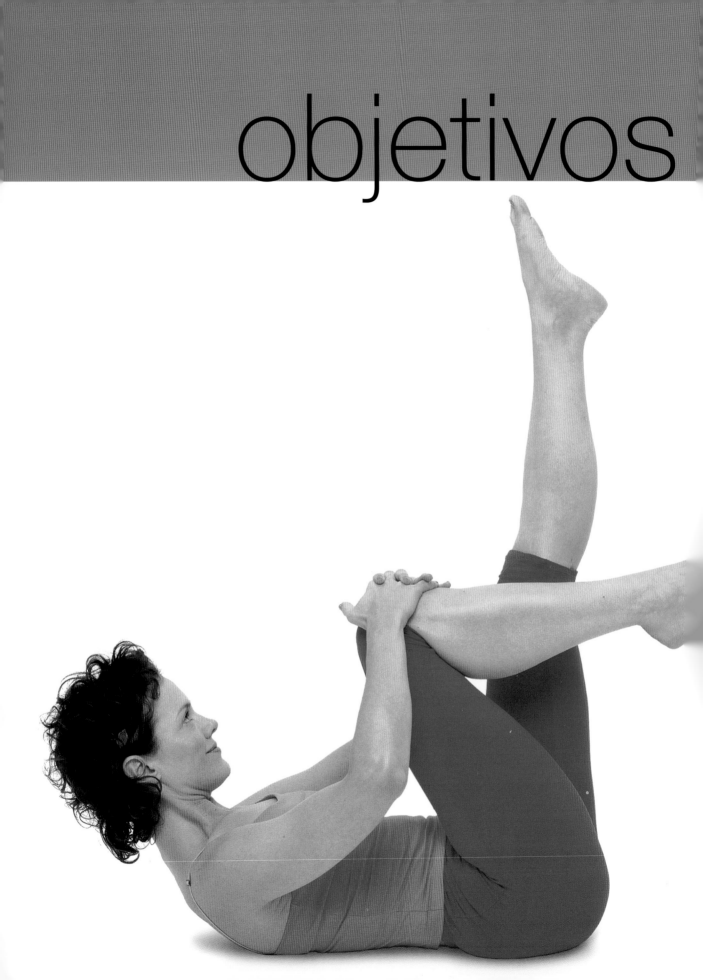

objetivos

específicos

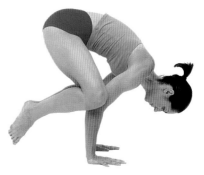

Estos tres tipos de ejercicios pueden llevarse a cabo separadamente, o con un calentamiento previo (véanse págs. 24-37). Unos le proporcionarán energía, y para completarlos sólo necesitará unos minutos. El dolor de espalda suele ser fruto de malas posturas y de la poca fortaleza de los principales músculos del cuerpo. Con el programa para fortalecer la espalda se trabajan los músculos estabilizadores y vertebrales para aliviar una situación problemática ya existente o para prevenir futuros problemas. El estrés no sólo nos afecta mentalmente: también puede ser el responsable de una tensión arterial alta y de un cansancio físico y emocional. Los ejercicios anti-estrés que encontrará a continuación reducen la ansiedad y proporcionan una sensación general de equilibrio.

Antes de llevar a cabo este ejercicio, por favor, haga la flexión de torso que aparece en la página 70.

giros con barra

propósito

Fortalecer el núcleo muscular; aprender a conducir el cuerpo desde su centro; estirar y distender la columna; y estabilizar y girar el centro del cuerpo.

1 Póngase de pie en correcta alineación y colóquese la barra encima de los hombros sujetándola por los extremos con las manos (como en la fotografía). Inspire para prepararse.

2 Espire, y meta el ombligo hacia dentro. Gírese hacia la derecha, iniciando el movimiento desde el estómago. Primero, dirija la parte izquierda de la cintura hacia la derecha y luego continúe ese movimiento con la parte superior del cuerpo. Mantenga la cadera fija: de cintura para abajo no debe moverse en absoluto. Mire hacia delante.

3 Inspire y vuelva a la posición inicial. A continuación, repita el movimiento hacia la izquierda. Repita el ejercicio completo (en ambas direcciones) cinco veces.

Recuerde: Mantenga la alineación. Estire bien el cuello y la columna. Apoye los pies firmemente en el suelo y no mueva la cadera.

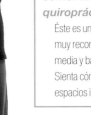

comentario del quiropráctico

Éste es un ejercicio de rotación muy recomendable para la parte media y baja de la columna. Sienta cómo se expanden los espacios intervertebrales.

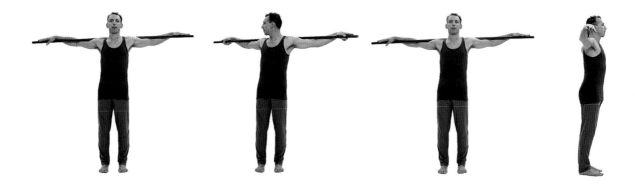

Antes de llevar a cabo este ejercicio, por favor,
haga «El puente», en la página 117.

109

la estrella

propósito

Adquirir una fuerza estabilizadora para todos los músculos del dorso del
cuerpo y desarrollar un núcleo muscular fuerte que facilite los estiramientos.

1. Tiéndase boca abajo y apoye la frente en una
almohada fina. Alinee los pies con las caderas y
coloque los brazos algo más separados de lo que lo
están los hombros. Imagine que tiene una pelota de
tenis bajo el ombligo. ¡No apoye el estómago en el
suelo! Inspire para prepararse.

2. Espire, y meta el ombligo hacia dentro. Levante la
pierna derecha y el brazo izquierdo, y manténgalos
bien estirados, a unos 13 cm del suelo. Intente no
presionar el estómago contra el suelo, y no apoye la
frente en la almohada. Mantenga el cuello estirado:
tire de la cabeza como si quisiera alejarla de los
hombros y eche los hombros hacia atrás, alejándolos
de la cabeza. Inspire, y distienda todo el cuerpo.
Repita el ejercicio cinco veces de cada lado.

3. Inspire para prepararse. A continuación, espire y
meta el ombligo hacia dentro. Levante ambos brazos
y ambas piernas del suelo. Estire los brazos y las
piernas. Recuerde que no debe presionar el suelo
con el estómago y que el cuello debe estar bien
estirado.

4. Ahora inspire y relaje todos los músculos. Espire, y
repita el movimiento cinco veces.

Recuerde: Cuando levante los brazos, manténgalos
alejados de las orejas. Mantenga los hombros firmes
y tan alejados de las orejas como pueda, y las
caderas pegadas al suelo.

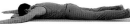
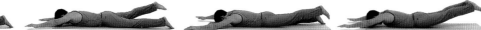

la langosta

propósito

Abrir y estirar la parte frontal del cuerpo para relajar la musculatura de la espalda y fortalecer todos los músculos del dorso del cuerpo.

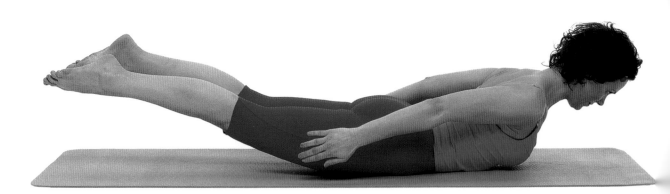

1. Tiéndase boca abajo dejando descansar la frente sobre el suelo, y coloque los brazos a los costados con las palmas de las manos mirando hacia los muslos. Separe ligeramente las piernas y no apoye el estómago en el suelo. Inspire para prepararse.

2. Espire, meta el ombligo hacia dentro y despegue el pecho, los muslos y los pies del suelo. Estire bien las piernas, como si quisiera separarlas de la cadera: debe notar una tensión en los dedos de los pies. Eche los brazos hacia atrás, los omoplatos hacia abajo y mantenga bien estirados los dedos de las manos. Para elevar más el pecho, estire todavía más los brazos. Mire hacia delante, pero no levante la cabeza hacia arriba para no forzar los músculos del cuello. Relaje todos los músculos y repita el ejercicio tres veces.

Variación: Si sufre de dolor de espalda, use la siguiente modificación. Tiéndase boca abajo, coloque las palmas de las manos a los lados del pecho, doble los codos y tire los omoplatos hacia atrás. Haga presión contra el suelo y levante la cabeza y el pecho; de este modo le resultará más fácil levantar las piernas.

Recuerde: Mantenga bien activados las nalgas y los muslos. Tire de los hombros hacia la cintura, como si quisiera alejarlos de las orejas. Estire las piernas haciendo fuerza en dirección opuesta a las caderas, al tiempo que echa el pecho hacia delante.

comentario del quiropráctico

Durante el ejercicio, haga fuerza con las nalgas y los muslos para dar apoyo a la parte lumbar de la columna (la parte baja de la espalda). Se trata de una postura difícil.

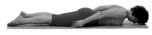

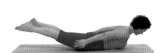

variación

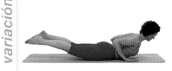

el arco

propósito

Trabajar todos los músculos del dorso del cuerpo y, al mismo tiempo, abrir y estirar la parte frontal del mismo.

1 Tiéndase boca abajo, doble los brazos, y colóquelos a ambos lados del cuerpo, con los codos cerca de las costillas y las palmas de las manos bien planas sobre el suelo. Apoye la frente en la colchoneta y mantenga las piernas bien estiradas.

2 Flexione las rodillas y acérquese las piernas a las nalgas, manteniendo las rodillas y los pies alineados con las caderas. Sujétese los tobillos por la parte exterior apuntando hacia el suelo con los pulgares.

3 Inspire, tire de los tobillos y levante la cabeza, el pecho y los muslos del suelo. Eche los hombros hacia atrás y mantenga los brazos bien rectos. Levante la parte frontal del cuerpo. A continuación, eleve todavía más las piernas de modo que el torso empuje hacia delante y las piernas hacia atrás.

Recuerde: Mire hacia delante, asegúrese de tener los tobillos bien sujetos y levante las piernas todo lo que pueda.

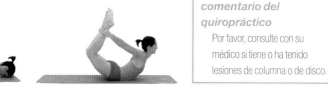

comentario del quiropráctico

Por favor, consulte con su médico si tiene o ha tenido lesiones de columna o de disco.

tijera con alzamiento de brazos

propósito

Fortalecer todo el cuerpo; conectar la parte inferior, superior y central del mismo; abrir la parte superior del torso y las caderas; y crear una secuencia conectada y fluida.

comentario del quiropráctico

Con este ejercicio se fortalecen los muslos y se coordinan mejor. Sienta cómo se estira el músculo anterior del muslo de la pierna trasera.

1 Empiece situándose en la postura del perro (véanse los pasos 1-3 en la pág. 74).

2 Partiendo de la postura del perro, inspire, y avance el pie derecho hasta colocarlo entre las dos manos. La rodilla derecha tiene que estar flexionada y el muslo, paralelo al suelo. Presione con la base de los dedos del pie izquierdo para levantar todavía más el talón del suelo y empujar con el tobillo. A continuación, eleve la parte posterior del muslo izquierdo: con ello estirará toda la pierna, desde la nalga hasta el talón. Mantenga la cadera y los pies alineados.

3 Inspire, y vaya levantando los brazos, hasta que alcancen el nivel de los hombros. Mantenga el torso en una posición erguida mientras equilibra la parte baja del cuerpo.

4 Siga elevando los brazos hasta que queden paralelos. Coloque los brazos bien rectos y las palmas de las manos una frente a la otra. Tire de los omoplatos hacia abajo, como si quisiese alejarlos de las orejas. Estire la columna, levante el pecho y

mantenga la caja torácica en la misma vertical que la cadera. Tire el coxis hacia abajo y la cabeza hacia arriba: la columna se estirará; el estómago se alejará del muslo frontal, y la cadera izquierda tirará hacia atrás mientras la derecha tira hacia delante. Recuerde que debe mantener la pierna de atrás activa y firme. Mire hacia delante. Deshaga la secuencia hasta recuperar la postura del perro y repítala cambiando de lado.

Recuerde: El muslo y la pantorrilla de la pierna flexionada deben formar un ángulo recto. ¡Levante bien los brazos! Sus pies deben estar paralelos y separados a una distancia de unos 10 cm.

el guerrero (2)

propósito

Fortalecer todo el cuerpo y conectar sus partes inferior, central y superior; realizar una postura bien abierta y firme; abrir las caderas; y fortalecer y tonificar las nalgas, los muslos, los brazos, los hombros y los músculos abdominales y vertebrales profundos.

comentario del quiropráctico

Esta postura fortalece los músculos de los muslos y estira los flexores de la cadera. Mantenga bien estirados los músculos lumbares (parte baja de la espalda).

1 Póngase de pie y extienda los brazos a ambos lados al nivel de los hombros. Separe bien las piernas para situar los pies justo debajo de las puntas de los dedos de las manos, con pies y cadera hacia delante.

2 Vaya girando el pie izquierdo hasta que apunte directamente a la izquierda y deje que el talón derecho rote unos 15 grados. Presione el suelo con ambos talones para activar los músculos de las piernas. Apoye el pie derecho firmemente en el suelo cuando haga el giro hacia la izquierda, y flexione la rodilla izquierda hasta que forme un ángulo recto. Procure que el muslo izquierdo quede bien paralelo al suelo. Eche el brazo derecho ligeramente hacia atrás para que el torso se incline un poco en esa dirección, pero asegúrese de mantener el peso uniformemente distribuido en ambas piernas en todo momento. Tire los omoplatos hacia abajo y estire los dedos medios de las manos en direcciones opuestas. Ahora, el cuerpo está máximamente estirado gracias a la apertura de brazos. Concéntrese en el dedo medio de la mano izquierda. Aguante esa posición durante 30 segundos y vuelva a la posición inicial. Repita el ejercicio con el otro lado.

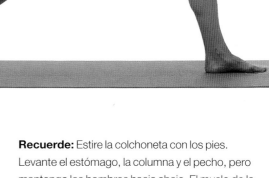

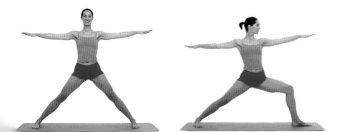

Recuerde: Estire la colchoneta con los pies. Levante el estómago, la columna y el pecho, pero mantenga los hombros hacia abajo. El muslo de la pierna flexionada debe quedar paralelo al suelo.

tabla lateral con apoyo en la pared

propósito

Trabajar todos los músculos al mismo tiempo; proporcionar la fuerza necesaria para soportar el propio peso corporal; y ¡poner a trabajar a todo el cuerpo!

comentario del quiropráctico

¡Éste es uno de los mejores ejercicios para ganar estabilidad en la parte baja de la espalda! Sienta cómo trabajan los músculos de esa parte del cuerpo y elévese haciendo fuerza con las caderas.

1 Arrodíllese de espaldas a la pared, y póngase a cuatro patas, con los pies a unos 30 cm de la pared.

2 Extienda la pierna derecha hacia la pared. Apoye los dedos del pie en el suelo y la base de los dedos en la pared, y haga fuerza con el talón para estirar bien la pierna.

3 A continuación, extienda la pierna izquierda hacia la pared, apoye los dedos del pie en el suelo y la base de los dedos en la pared, y haga fuerza con los talones para estirar la pierna. Sienta la conexión que se establece entre las piernas, las nalgas, los abdominales profundos, la columna y los hombros al presionar los pies contra la pared. Mantenga las caderas elevadas, pero ligeramente por debajo de los hombros, y los hombros tensos, firmes y levantados. Mire hacia el suelo.

4 Asegúrese de que tiene los pies bien juntos, levante la mano derecha del suelo, y haga rotar su cuerpo hasta apoyarse sobre el pie izquierdo. Abra el pecho y levante la mano derecha hacia el cielo. Mantenga bien firme la mano de apoyo bajo el hombro. Presione los pies contra el muro para no perder el equilibrio, contraiga las nalgas y tire el coxis hacia abajo, en dirección opuesta a los hombros. No eleve el pecho ni los hombros, estire el cuello y levante la barbilla. Si puede, dirija la mirada hacia su mano derecha. Asegúrese de que tiene el cuerpo correctamente alineado. Aguante en esta posición durante 30 segundos, y a continuación cambie de posición. Repita el ejercicio con el otro lado.

Recuerde: Mantenga las caderas elevadas y el pecho bien abierto, para que el estiramiento se extienda de una mano a la otra.

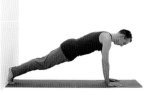
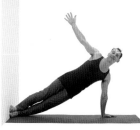

de la postura de la montaña a la flexión de torso

propósito

Calentar el cuerpo y ponerlo en conexión con la respiración; fortalecer el núcleo muscular; abrir la parte superior del cuerpo; estirar la columna y las piernas; y aprender el inicio de la secuencia saludo al sol.

comentario del quiropráctico

Proceda con el ejercicio si no siente tirantez en la parte baja de la espalda o en los tendones de la corva. Si nota alguna dificultad, use alguna de las variaciones. Le ayudará a prevenir eventuales lesiones.

1 Póngase de pie en la postura de la montaña, con los brazos extendidos por encima de la cabeza y las manos juntas (véase pág. 26). Levante el pecho e inspire.

2 A continuación espire, e inclínese hacia delante con la espalda recta, doblando el cuerpo a la altura de la cadera. Estire bien la espalda desde la base de la columna. Vaya deslizando las manos por los costados de las piernas hasta los tobillos, o hasta que toque el suelo con las puntas de los dedos. Distienda el cuello, y deje que la cabeza cuelgue libremente. Las caderas deben estar en la misma vertical que los tobillos durante todo el ejercicio. Acerque el pecho hacia los muslos. Procure mantener las piernas bien rectas, pero si nota alguna tirantez, flexione un poco las rodillas. Vuelva a la posición inicial y repita el ejercicio cinco veces.

variaciones: Flexione las rodillas y coloque las manos en el suelo manteniendo la cabeza ligeramente elevada para evitar tensionar la columna. Otra opción para facilitar este estiramiento es inclinarse hacia delante, acomodando los codos encima de los muslos. Esto le permitirá estirar bien la espalda en una posición muy estable y casi sin esfuerzo. Además, el peso del cuerpo lo aguantan los muslos. La última posibilidad es apoyar los brazos en una silla. En todo caso, mantenga la posición de flexión durante 30 segundos.

Recuerde: Presione uniformemente con ambos pies para equilibrarse convenientemente. No se balancee cuando se incline o se incorpore. Si nota que le sucede, separe más los pies. Mantenga el alineamiento de manera que las caderas, los muslos, las rodillas, las rótulas, los tobillos y los pies se sitúen en la misma vertical. Meta el estómago hacia dentro para estirar bien la columna.

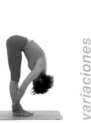

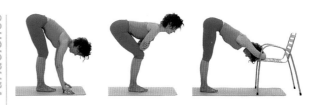

variaciones

la rana

propósito

Desarrollar la parte superior del cuerpo y los abdominales profundos, y fortalecer el núcleo muscular; mejorar el equilibrio; y generar una sensación de ligereza al levantarse del suelo.

comentario del quiropráctico

Éste es un ejercicio estupendo para fortalecer los músculos de la zona de los hombros, adquirir mayor estabilidad y mejorar la coordinación. Ejecute los movimientos con precaución y, si ha tenido problemas en las muñecas o en los hombros, páselo por alto.

1 Póngase en cuclillas, situando los pies en la misma vertical que los hombros y los brazos entre las rodillas.

2 Apoye las manos en el suelo, con los dedos apuntando hacia delante. Levante la cadera tanto como pueda y échese hacia delante, abriendo ligeramente las rodillas y presionando la parte interior de las rodillas con los codos. Eleve la cadera un poco más, inclinando la cabeza hacia el suelo y balanceándose hacia delante. A continuación, sin bajar las caderas y haciendo fuerza con los abdominales profundos para mantener elevado el estómago, despegue los pies del suelo dando un pequeño salto.

3 Balancéese hacia atrás y realice el movimiento a la inversa, hasta depositar de nuevo los pies en el suelo. Retire suavemente las manos del suelo, y habrá recuperado la posición inicial. Ahora diviértase un poco balanceándose hacia delante y hacia detrás, para aprender a mantener el equilibrio y comprender que, cuando el cuerpo trabaja en conjunto, es fácil levantar el propio peso de una manera relajada.

4 Ahora, mientras se inclina hacia delante, despegue el pie derecho del suelo lentamente para encontrar el equilibrio antes de levantar el pie izquierdo.

5 Levante el pie izquierdo y apóyese sobre las manos. Mantenga los dedos de los pies estirados y en contacto, y sitúe los pies a la altura de las rodillas. Levante más las caderas, meta el ombligo y haga fuerza con los músculos del estómago.

Recuerde: La espalda debe estar curva e inclinada hacia delante.

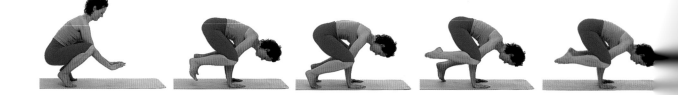

el puente

propósito

Abrir la parte frontal del cuerpo; tonificar nalgas y muslos; distender la parte baja de la espalda; mejorar la respiración; conectar cuerpo y mente con la respiración; y relajar la mente.

1 Tiéndase de espaldas y coloque los pies cerca de las nalgas, alineados con las caderas y en paralelo. Extienda los brazos a ambos costados con las manos de cara al suelo, y sitúelos cerca de las caderas.

comentario del quiropráctico

Excelente ejercicio para fortalecer las nalgas y mejorar la estabilidad general, requisitos esenciales para disfrutar de una parte baja de la espalda sana.

2 Inspire, apoye firmemente los pies en el suelo, y levante la cadera dejando caer el peso del cuerpo sobre los hombros. Presione la parte superior de los brazos contra el suelo. Mantenga las rodillas alineadas con las caderas y los pies en paralelo. Fije la mirada en su nariz, espire, y vuelva a la posición inicial. Repita el movimiento diez veces. Este ejercicio forma parte de una secuencia dinámica de respiraciones y movimientos, de manera que no se detenga cuando inspire, al subir, ni cuando espire, al bajar. Repita el ejercicio diez veces.

Recuerde: Mantenga los pies en paralelo y alineados con las caderas durante todo el ejercicio. Si se siente incómodo, separe más los pies, pero asegúrese de que queden paralelos.

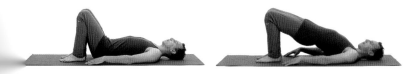

postura del infante con apoyo

propósito

Relajarse y distendir todos los músculos del cuerpo; ralentizar el ritmo del corazón; unificar el cuerpo y la respiración; concentrarse en el interior.

1 Enrolle bien tres mantas para formar un cilindro o emplee un almohadón en forma de cilindro.

2 Arrodíllese en el extremo del cilindro con las piernas a ambos lados y los empeines de los pies en contacto con el suelo. Apoye las caderas sobre los tobillos y coloque las manos encima de los muslos. Estire bien la columna.

3 Mantenga las rodillas bien separadas, una a cada lado del cilindro, y los dedos gordos de los pies muy juntos.

comentario del quiropráctico

Sienta cómo se distienden la columna, las caderas y los brazos. Ésta es una posición de descanso estupenda: esté atento a cómo se relaja su cuerpo.

4 Con la columna bien recta, vaya deslizando las manos a lo largo del cilindro hasta que todo su torso, desde la pelvis hasta la cabeza, descanse sobre él. Como la parte frontal del cuerpo está bien apoyada, los músculos de la espalda pueden distenderse. Suelte toda la tensión. Descargue todo su peso encima del cilindro y abrácelo. Si puede, apoye las nalgas en los talones. Gire la cabeza hacia un lado y mantenga la posición unos 2 minutos, y, a continuación, descanse la cabeza del otro lado durante 2 minutos más. Sosiegue la respiración.

Recuerde: Respire profunda y libremente. Escuche el sonido de la respiración en el interior de su cuerpo. Dirija la concentración hacia el interior.

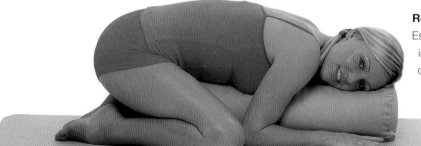

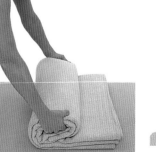

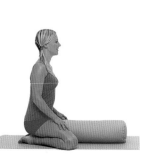

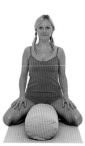

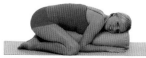

piernas alzadas contra la pared con apoyo

propósito

Limpiar la parte baja de las extremidades de toxinas y nutrir la parte superior del cuerpo, el cuello y la cabeza gracias al flujo de sangre invertido; mejorar la concentración; aliviar la fatiga y las venas con varices; estirar la columna, la parte frontal del cuerpo y los tendones de la corva.

1 Doble unas cuantas mantas y apílelas junto a la pared. Siéntese de lado sobre el borde de las mantas, con la cadera derecha pegada a la pared y las rodillas flexionadas hacia el pecho.

2 Apoyándose sobre el brazo izquierdo, reclínese de lado y coloque la cadera izquierda encima de las mantas y con las nalgas contra la pared.

3 Ahora recuéstese sobre la espalda y apoye ambas caderas y la parte baja de la espalda en las mantas y la cabeza en el suelo. Asegúrese de mantener el coxis en contacto con la pared y las caderas niveladas.

4 Presione los hombros contra el suelo y levante el pecho. Coloque los brazos en el suelo, separados del cuerpo, con las palmas de las manos hacia arriba. Extienda las piernas y apóyelas en la pared. Manténgalas bien juntas y tan estiradas como pueda. Presione ligeramente los pies contra la pared, flexionándolos un poco, como cuando se encuentra de pie en el suelo. Aunque es conveniente que acerque las caderas a la pared tanto como pueda, es posible apartarlas un poco si le resulta difícil estirar las piernas. Cierre los ojos, respire cómodamente y manténgase en esa posición de uno a tres minutos. Vaya flexionando las rodillas poco a poco y déjese caer hacia un lado.

comentario del quiropráctico

Este estiramiento de piernas va muy bien para aliviar la tensión de las extremidades. Además, estira suavemente los tendones de la corva.

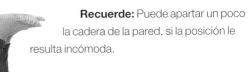

Recuerde: Puede apartar un poco la cadera de la pared, si la posición le resulta incómoda.

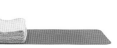
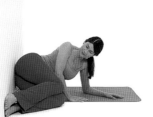
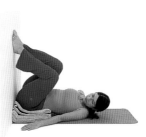
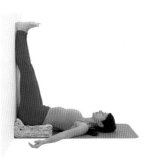

inversión con apoyo de hombros

propósito

Relajar la mente y ayudar a que el cuerpo se reponga; conseguir que todo el cuerpo disfrute de los beneficios de una postura de inversión sin esfuerzo, puesto que se dispone del apoyo de la pared.

1 Doble tres mantas y apílelas en el suelo una sobre otra, a una distancia aproximada de unos 25 cm de la pared.

2 Tiéndase cerca de la pared sobre el extremo lateral de las mantas, con las caderas pegadas a la pared, las rodillas flexionadas hacia el pecho y el hombro derecho encima de ellas.

3 Recuéstese sobre la espalda de manera que los hombros descansen sobre su límite superior, y el cuello y las caderas sobre el suelo. Acérquese las rodillas al pecho y apoye los pies en la pared.

4 Levante las caderas, presione los hombros contra el suelo y desplace los pies hacia lo alto de la pared. Sosténgase las caderas con las manos. Mantenga los codos pegados al cuerpo y los omoplatos juntos. A medida que vaya estirando las piernas, desplace las manos hacia la parte superior de la espalda. No arquee la columna ni levante demasiado las costillas. Fije la mirada en el pecho. Distienda todo el cuerpo y relaje la respiración. Aguante así durante 2 minutos. Paso a paso, vuelva a la posición inicial.

Variación: No estire las piernas en el paso 4.

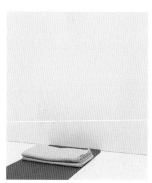
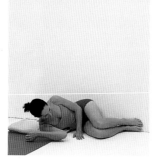
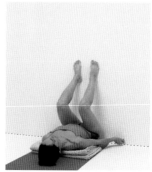
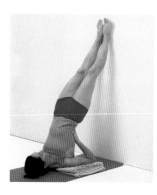

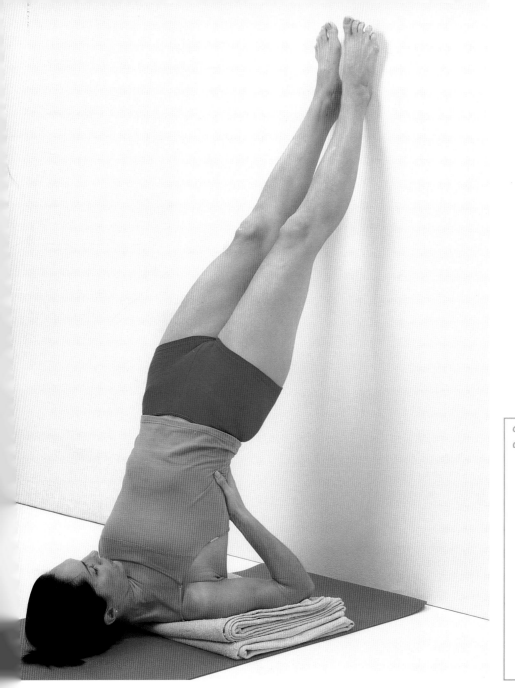

comentario del quiropráctico

Si tiene o ha tenido lesiones en el cuello o en la parte baja de la espalda, o sobre todo, si ha sufrido un traumatismo cervical, prescinda de este ejercicio. Si siente dolores en las cervicales (cuello), deténgase inmediatamente. Asegúrese de que aprieta con las nalgas y los abdominales para soportar el peso de la pelvis y la parte baja de la espalda. Debe distribuir el peso equitativamente entre ambos hombros.

variación

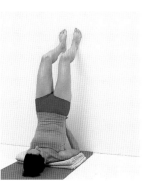

Recuerde: No permanezca mucho tiempo en esta posición si siente presión en la cabeza, los ojos, los oídos o la garganta. Cuando el peso recae sobre los extremos de los hombros, la parte interior de las axilas se abre hacia el exterior. El cuerpo descansa sobre la parte exterior de los hombros, no sobre el cuello. Deje un espacio entre la barbilla y el pecho.

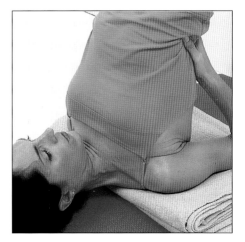

la L con apoyo en la pared

propósito

Estirar toda la espalda y relajar el sistema nervioso.

1 Siéntese con la espalda bien recta, las piernas estiradas y las plantas de los pies pegadas a la pared. Deposite un bloque de espuma al lado de una de sus caderas para saber luego la posición que ocupaban.

2 Doble tres mantas y apílelas en el suelo, alineando el extremo frontal de ellas con el bloque. Doble otra manta y colóquela delante de la pila.

3 Tiéndase de espaldas con la parte superior de los hombros en el límite de las mantas. Sin apoyar el cuello en ellas, recline la cabeza sobre el suelo. Coloque los brazos a ambos lados.

4 Activando los músculos abdominales profundos, balancee las caderas y acérquese las rodillas al pecho.

5 Levante las caderas del suelo, y sosténgalas colocando las manos bajo la cintura y apoyándose en los codos. Acerque los codos a los omoplatos y presione los hombros contra el suelo para elevar la columna todavía más. Deslice las manos hacia los omoplatos para elevar aún más el cuerpo. Empuje la caja torácica hacia delante y fije la mirada en el pecho.

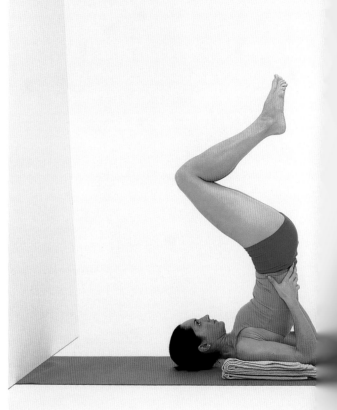

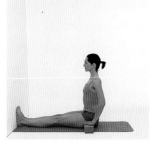
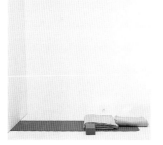
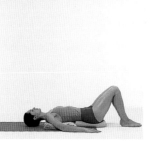
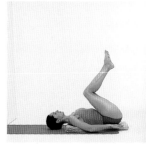

6 Mantenga el cuerpo bien firme y, poco a poco, deje caer una pierna hacia la pared y, a continuación, la otra. Apoye luego las plantas de los pies en la pared.

7 Camine por la pared hasta que los pies alcancen el nivel de las caderas. Estire la parte frontal del cuerpo y los costados. Abra bien la parte posterior de las piernas para elevar el dorso de los muslos. Eleve el pubis y tire de las caderas hacia atrás, y de la caja torácica hacia delante.

Recuerde: En las posiciones finales, no gire la cabeza: podría forzar los músculos del cuello. Concéntrese en mantener recta la parte frontal del cuerpo y la columna.

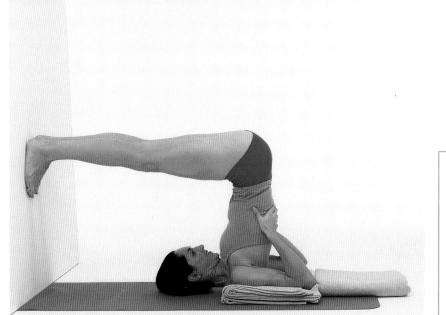

comentario del quiropráctico

Por favor, no lleve a cabo este ejercicio si sufre del cuello o de la parte baja de la espalda. Es esencial mantener bien estirada la pelvis y la parte baja de la espalda. A medida que se sienta cómodo en esta posición notará cómo el estiramiento le ayuda a calmar la tensión de la espalda.

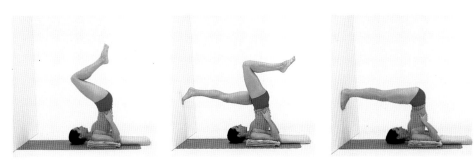

plantas unidas y torso reclinado

propósito

Distender el sistema nervioso, la parte baja de la espalda y las caderas mientras se estiran los músculos del interior de los muslos.

1 Siéntese con la espalda bien recta justo delante del extremo de un almohadón cilíndrico. Presione las nalgas contra el extremo del cilindro (también puede usar tres mantas enrolladas, como hemos descrito en la pág. 118). Coloque una pequeña almohada encima del extremo opuesto del cilindro para poder apoyar en ella la cabeza.

2 Vaya flexionando las rodillas abriendo bien las piernas a medida que se va acercando ambos pies, unidos por las plantas, hacia las caderas. Tiéndase de espaldas sobre el cilindro aprovechando su extremo para apoyar en él la curva de la parte baja de la espalda, y reclinando la cabeza encima de la almohada. Coloque los brazos unos 20 cm separados

comentario del quiropráctico

Magnífico ejercicio para abrir la pelvis y estirar los músculos flexores de las caderas y los muslos, zonas que suelen estar muy tensas cuando se trabaja sentado todo el día. Sienta el estiramiento a lo largo de la columna, y no la arquee demasiado.

del cuerpo, con los codos ligeramente flexionados y las palmas de las manos mirando hacia arriba. Deje caer los omoplatos hacia abajo y mantenga la parte frontal del cuerpo bien abierta. Distienda el estómago. Cierre los ojos y respire relajadamente.

Recuerde: Si siente tensión en la parte baja de la espalda, sepárese un poco el cilindro de las nalgas. Como en este ejercicio las rodillas flotan libremente, si siente algún dolor en la cadera o los muslos, apóyelas en una almohada o una silla para evitar que las piernas se abran demasiado.

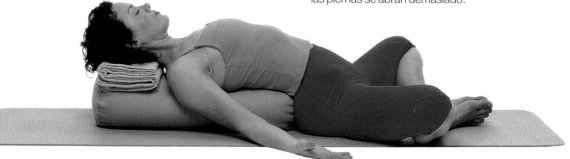

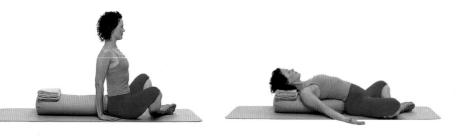

el cadáver

propósito

Finalizar los ejercicios con un profundo descanso, sumiéndole en un ligero estado meditativo, y ¡aprender a abandonarse por completo! No se preocupe si se queda dormido.

1 Tiéndase de espaldas con las piernas rectas y alineadas con las caderas. Deje que las rodillas y los pies caigan hacia los costados. Extienda los brazos en el suelo a unos 30 cm del cuerpo, con las palmas de las manos mirando hacia arriba. Junte los omoplatos y abra bien el pecho. Estire la columna y asegúrese de que la mantiene bien pegada al suelo. Sumérjase en ese estado de relajamiento, cierre los ojos y, una a una, vaya distendiendo todas las partes de su cuerpo, de pies a cabeza, primero poniendo toda su atención en ellas, y luego dejando que se relajen. Escuche el latido de su corazón y su respiración y sienta el pulso en el plexo solar. Quédese descansando en esta posición durante cinco minutos.

Recuerde: Póngase una toalla o una almohada pequeña debajo de la cabeza, si así se siente más cómodo.

comentario del quiropráctico

Relaje el cuerpo y entre en un profundo estado de reposo. Sea consciente de las sensaciones que se dan en las caderas, los hombros y la columna, en relación con el resto del cuerpo. Sienta cómo el aire entra en sus pulmones cada vez que se ensanchan las costillas y la pared torácica. Disfrute de la postura.

índice

las cifras en cursiva corresponden a pies de foto o nombres de apartados

información útil
glosario

Músculos abdominales: grupo de músculos que componen la pared abdominal

A. Gran recto: músculo situado a lo largo de la línea media del estómago y que se extiende desde el pubis hasta el cartílago que une la quinta, la sexta y la séptima costillas.

B. Abdominales oblicuos (externos e internos): se hallan dispuestos en diagonal con respecto al gran recto. Se trata de unos músculos muy importantes para la fuerza lateral de la columna lumbar.

C. Transverso: sirve de apoyo a la columna lumbar y a la pared abdominal.

Columna cervical: las últimas siete vértebras de la columna que forman el eje óseo del cuello.

Columna coxígea: las cuatro vértebras que constituyen el coxis, el final de la columna.

Núcleo muscular: está formado por los músculos transversos, los músculos del suelo pélvico y los músculos profundos de la espalda (multifidus). Forman la estructura de apoyo para la parte baja de la espalda: son como una faja fortalecedora.

Extensores: músculos que permiten extender o estirar un brazo, una pierna u otra parte del cuerpo.

Flexores: músculos que se contraen para que las articulaciones o las extremidades puedan flexionarse.

Columna lumbar: las cinco vértebras de la parte baja de la espalda, situadas justo por debajo de la columna torácica.

Músculos rotatorios escápulo-humerales: grupo de cuatro músculos (teres minor, subescapulario, supraspinatus, infraspinatus) que proporcionan estabilidad a las articulaciones de los hombros.

Columna sacra o sacro: las cinco vértebras que se hallan justo por debajo de la columna lumbar y que en la edad adulta se sueldan formando un hueso triangular.

Columna torácica: las doce vértebras que se hallan entre la columna cervical y la lumbar.

Torsión: el acto de torcer un miembro o articulación, o la lesión derivada de ello.

bibliografía útil

Bhagavad Gita, Trotta, 2002.

Baptiste, Baron, *Yoga para estar en forma*, RBA, 2003.

Bender, Mark, *Abdomen y espalda. Cuerpo sano y en forma*, Naturart, 1997.

Calais-Germain, Blandine, *Anatomía para el movimiento*, 2 t., La Liebre de Marzo, 2004.

Desikachar, T.K.V., *El corazón del Yoga. Desarrollando una práctica personal*, Inner Traditions, 2002. (*www.gotoit.com*)

Devi, Indra, *Yoga para todos*, Fundación Indra Devi, Javier Vergara, 2000.

Franklin, Eric, *Dynamic Alignment Through Imagery*, Human Kinetics, 1997.

Gurmukh, Kaur Khalsa y Michon, Cathryn, *The Eight Human Talents*, Harper Resource, 2001.

Hart, William, *La vipassana*, Edaf, 2003.

Iyengar, B.K.S., *La luz del yoga*, Kairós, 1995.
—, *El árbol del yoga*, RBA, 2003.

Kapit, Wynn y Elson, Lawrence M., *Anatomía. Libro de trabajo*, Ariel, 2004.

Kovacs Reus, Francisco Manuel, *El manual de la espalda*, Fundación Kovacs, 2002.

Lao Tse, *Tao Te Ching*, Siruela, 1998.

Meaux, Kia, *Manual de yoga dinámico*, Javier Vergara, 2002.

Mehta, Silva, Mehta, Mira y Mehta, Shyam, *Yoga: el método Iyengar*, Everest, 1992.

Osho, *El sendero del yoga*, Kairós, 2003.

Pilates, Joseph H. y Miller, William John, *Pilates. Return to Life through Contrology*, Christopher Publishing, 1998.

Siler, Brooke, *El método Pilates*, Ediciones Oniro, 2004.

Stewart, Kellina, *Método pilates en casa*, Parramón Ediciones, 2002.

Ungaro, Alycea, *Pilates*, Javier Vergara, 2002.

Vishnudevananda, Swami, *El libro del yoga*, Alianza Editorial, 2003.

páginas webs

www.bksiyengaryoga.com
Página web oficial de B.K.S. Iyengar.

www.bodycontrol.co.uk
Para conocer mejor el método Body Control Pilates.

www.elbuscadordeyoga.info
Para encontrar un centro de yoga en tu ciudad.

www.espanol.yoganet.org
Directorió con enlaces a las principales páginas sobre yoga de España y América Latina.

www.fady.yoganet.org
Página oficial de la Federación Argentina de Yoga.

www.fisipilates.com
Centros, información y enlaces de interés de esta disciplina.

www.fundacion-indra-devi.org
Página oficial argentina de esta maestra del yoga.

www.msalud.com
Centros Mundo Salud (terapia y pilates).

www.pilatesfoundation.com
Página web de la británica Pilates Foundation.

www.sana.com.mx
Espacio de salud y encuentro de diversas técnicas (pilates y yoga entre otras).

www.sanart.org
Centro de formación y clínica fisiopilates.

www.yoga-vasudeva.com
Centro de yoga virtual.

agradecimientos

Quisiera expresar mi más profundo agradecimiento a Judith More de Carlton Books por darme la oportunidad de escribir este libro. A la doctora Jennifer Golay por su inestimable contribución. Gracias a los simpáticos estudiantes que han posado para las fotos: Holly y Holly, Denise, Cluney, Declan y Marc. Gracias a ti también, Anna Stevenson, por tus excelentes fotografías. Gracias a Bridget Woods-Kraemer, de Yoga Ltd, en Cornualles, por su asesoramiento técnico, sus magníficas clases y su inspiración. Mi agradecimiento también para Sam Armstrong por su asesoramiento técnico y su apoyo en las sesiones de fotos. Gracias a DW Design y al director de arte de Carlton, Penny Stock, por hacer un diseño del libro tan bueno; a Tom Marr-Johnson y DJ Freeman por su apoyo legal a lo largo de tantos años; y a Hilary Whitney, por su trabajo periodístico.

La atractiva ropa de gimnasia que aparece en el libro es cortesía de Nuala y Porselli Dancewear de Covent Garden, Londres. Las colchonetas son cortesía de *omshop.com*.

Muchas gracias a mis compañeros, Marc, Wendy, Roz, Holly, Anita, Henry, Norma, Lydia, Trina y Panta, y mi familia, mamá, papá, Ron, Randy, Jeff y Barb, por su cariño y su simpatía constantes. Y un agradecimiento especial, muy especial, a Gordon Thomson, Cheryl Liss y Judy Herbert, del Body Control Pilates Studio de South Kensington, Londres, por tantos años de entrenamiento. A Shyam y Mira Mehta, y a todos los miembros del Iyengar Yoga Institute de Londres. A Geeta Iyengar, Sarah Lytton, Gabriel Halpern, Mark Whitwell, Gurmukh y Baron Baptiste, cuyas clases me han inspirado tanto. Gracias a Michael Miller por hacerme recordar la espiral y a Sasha Davis por los movimientos que me ha enseñado. Gracias finalmente a John Friend por recordarnos lo importante que es abrir nuestros corazones y reír.

acerca del autor

Jill Everett es profesora del método Pilates y de yoga, y fundadora del Flow Studio de Londres. Su modo particular de enseñar refleja sus influencias: el hatha yoga clásico, la alineación precisa del iyengar yoga con elementos adicionales, el fluido ashtanga yoga, la respiración vini yoga y el integrador kundalini yoga, con su conciencia de la energía, la calidez, la gracia y la apertura del anusara yoga y los modernos conceptos del Pilates: núcleo muscular, equilibrio, ritmo y alineamiento. Jill enseña tanto el Pilates Clásico avanzado como una modificación del mismo, pensada para principiantes, con ejercicios preparatorios. También da clases de yoga, y de una combinación de Pilates y yoga conocida como Pilates Plus. Jill dirige también retiros espirituales de yoga y Pilates por todo el mundo. Por ejemplo, en las reservas naturales de India, Maui y Costa Rica, donde los estudiantes pueden experimentar lo que es vivir sencillamente y en armonía con la naturaleza. Si lo desea, puede obtener más información en *www.flowstudio.co.uk* o *jilleverett@hotmail.com*.